CONTRIBUTION A L'ÉTUDE

DE LA

MYOPATHIE ATROPHIQUE PROGRESSIVE

Myopathie héréditaire, sans Neuropathie

PAR

le Dr Raoul FLANDRE

Né à Meaux (Seine-et-Marne), le 1er Février 1865

Ancien Interne des Hôpitaux de Paris

PARIS

IMPRIMERIE PARROT & Cie

12, Rue du Delta, 12

1893

CONTRIBUTION A L'ÉTUDE

DE LA

MYOPATHIE ATROPHIQUE PROGRESSIVE

Myopathie héréditaire, sans Neuropathie

PAR

le Dr Raoul FLANDRE

Né à Meaux (Seine-et-Marne), le 1er Février 1865

Ancien Interne des Hôpitaux de Paris

PARIS
IMPRIMERIE PARROT & Cie
12, Rue du Delta, 12

1893

INTRODUCTION

D'après le titre de ce travail: « *Contribution à l'étude de de la Myopathie atrophique progressive* », on voit que nous n'avons pas la prétention de présenter au public médical une affection nouvelle. En effet, la Myopathie atrophique progressive est connue depuis 1884, époque à laquelle MM. Landouzy et Déjerine déposèrent à l'Académie des Sciences une note suivie, en 1885, dans la Revue de Médecine, d'un mémoire des plus importants, sur une maladie que Duchenne (de Boulogne) avait décrite sous le nom de: *Atrophie musculaire progressive de l'enfance*. Mais, ces deux auteurs, tout en complétant la symptomatologie de l'affection et tout en en traçant un tableau clinique des plus complets, en établirent l'anatomie pathologique et retirèrent le type infantile de l'atrophie musculaire de la classe des myélopathies, pour le ranger définitivement dans celle des myopathies. Pour éviter toute confusion, ils donnent à cette atrophie le nom de *Myopathie atrophique progressive*, type *facio-scapulo-huméral*, dénomination qui a été adoptée mais que les neuropathologistes désignent plus volontiers et avec raison sous le nom de *type Landouzy-Déjerine*. Ces auteurs décrivent également un second type sous le nom de *type scapulo-huméral* analogue au type décrit en 1883 par Erb sous le nom de *forme juvénile* et dont ils établirent la nature également myopathique dans une deuxième autopsie qu'ils publièrent en 1886

Depuis, les recherches entreprises n'ont pu que confirmer en tous points les conclusions de ces travaux, sans y rien ajouter, soit au point de vue symptomatique, soit au point de vue anatomo-pathologique, tant les détails donnés par MM. Landouzy et Déjerine avaient été précis et complets.

Si nous avons entrepris d'écrire sur un sujet qui, à l'heure actuelle, ne comporte plus de développement, c'est simplement parce que nous avons en notre possession des observations intéressantes, dont une, entre autres, se termine par un examen anatomo-pathologique d'un sujet ayant succombé dans le cours d'une myopathie atrophique progressive. Les autopsies de cas semblables sont encore peu communes et, à notre connaissance, celle dont nous relatons les résultats est la quatriéme livrée au public.

Notre but n'est donc pas de faire une œuvre originale, mais simplement d'apporter une contribution à l'étude de la myopathie atrophique progressive.

Mais, avant d'entrer plus avant dans notre sujet, qu'il nous soit permis de nous acquitter ici des nombreuses dettes de reconnaissance que nous avons laissé s'accumuler.

C'est sous l'inspiration et sous la direction de notre très cher maître, M. Déjérine, que nous avons écrit cette thèse. Les matériaux en ont, d'ailleurs, été puisés dans son service de Bicêtre, service qui, à l'heure actuelle, renferme un matériel clinique et anatomo-pathologique incomparable. Pendant l'année que nous avons eu l'honneur de passer avec lui comme interne, il nous a accueilli, dès le début, avec une bienveillance qu'il n'a cessé depuis lors de nous manifester en maintes circonstances. Qu'il nous permette donc de lui dire ici bien sincèrement que, dans la carrière que nous avons à parcourir, nous n'oublierons jamais les leçons et les conseils qu'il nous a prodigués, non plus que le maître qui a droit a toute notre reconnaissance.

Que M. le Professeur Fournier qui nous a fait l'honneur d'accepter la présidence de cette thèse, veuille bien agréer l'hommage de notre profonde gratitude.

Parmi nos maîtres dans les Hôpitaux, deux ne sont plus : DAMASCHINO et BLACHEZ ; mais nous garderons toujours le souvenir d'un enseignement dont nous avons d'autant plus retiré de fruits que nous le recevions au début de nos études.

MM. GAUCHER et TALAMON ont su, eux aussi, nous faire profiter de leur science, nous les en remercions vivement.

A Saint-Louis, c'est, M. HALLOPEAU, qui nous a enseigné les maladies cutanées et syphilitiques. Il nous a, en outre, donné assez de marques de l'intérêt qu'il nous portait pour que nous puissions l'assurer de notre reconnaissance.

M. le Professeur LE DENTU nous a, avec sa bienveillance habituelle, accueilli par deux fois dans son service, c'est lui qui nous a inculqué les principes de la saine chirugie, aussi pouvons nous lui affirmer que ses leçons seront toujours présentes à notre esprit dans l'avenir.

M. BAZY, chirugien des Hopitaux, a droit à tous nos remerciements pour la bienveillante attention qu'il nous a toujours témoignée.

Nous ne saurions trop remercier M. DENY, médecin de l'Hospice de Bicêtre, dont nous avons été l'interne, de son accueil bienveillant et de sa direction.

Mais nous ne voulons pas terminer sans parler ici de M. le Docteur LAMARRE (de Saint-Germain-en-Laye) qui, après avoir guidé nos premiers pas dans l'art médical, nous a prodigué par la suite et nous prodigue encore actuellement ses conseils dictés par son expérience. Nous avons trouvé en lui un ami tout dévoué ; c'est l'hommage d'une profonde reconnaissance, bien naturelle il est vrai, que nous le prions d'accepter ici.

HISTORIQUE

La description clinique de *l'Atrophie musculaire progressive* date de l'année 1850 et a été faite à peu près à la même époque par DUCHENNE (de Boulogne) et par ARAN. C'est ce dernier auteur qui a donné à l'affection qu'il décrit le nom qu'elle porte encore actuellement : *Atrophie musculaire progressive.*

A ce moment, DUCHENNE ne savait encore à quelle lésion rapporter l'atrophie; pour lui, c'était le muscle qui était primitivement atteint. Mais en 1853, CRUVEILHIER put enfin faire l'autopsie d'un malade ayant succombé, dans son service, au cours d'une atrophie musculaire progressive et montra que cette atrophie était liée à une altération des nerfs. Puis les résultats des autopsies et les recherches de MM. LUYS, VALENTINER, CHARCOT, HAYEM et d'autres pathologistes encore, firent reconnaître des lésions médullaires. Dès lors, l'origine myélopathique de l'atrophie musculaire progressive fut nettement établie.

DUCHENNE, déjà à cette époque, décrivait deux variétés de l'Atrophie musculaire progressive : une première qui frappait l'adulte et une seconde qui s'adressait de préférence à l'enfance, c'était là la *forme infantile* de l'affection. D'ailleurs, cet auteur avait soin de bien faire ressortir que ces deux formes n'étaient pas absolument identiques et qu'elles différaient par quelques points particuliers. En effet, la forme infantile débute par la face pour envahir progressivement les muscles de l'épaule et du bras et se propager enfin aux différents muscles du tronc et des membres inférieurs. De plus, DUCHENNE fait remarquer que c'est une affection essentiellement familiale, et, à ce propos, il cite les observations de deux malades, frère et sœur, atteints tous deux d'atrophie ayant débuté par la face. Le père et le grand-père paternel de ces deux malades étaient également atrophiques, bien que, à vrai dire, chez ces deux dsrniers, la face soit toujours restée indemne. DUCHENNE ajoutait d'ailleurs qu'il avait observé déjà une vingtaine de cas analogues.

Mais, nous le répétons, pour DUCHENNE, si l'affection avait une évolution toute particulière lorsqu'elle frappait l'enfance, ce n'en était pas moins qu'une modalité de l'atrophie musculaire progressive, et, comme telle, devait être rangée dans la même classe qu'elle. C'était donc une neuropathie, ou mieux, une myélopathie.

Depuis DUCHENNE, plusieurs observations du même genre parurent dans les différents traités de neuropathologie ; mais tous les cliniciens pensaient, d'accord en cela avec le premier observateur, que l'atrophie était sous la dépendance d'une lésion du système nerveux central.

Enfin, ERB disait déjà en 1882 (1) : « C'est seulement dans une forme de l'atrophie musculaire progressive (forme que *vraisemblablement* l'on ne peut ranger parmi les formes typiques), à savoir dans la forme qui débute dès l'enfance ou dès la jeunesse, et que, pour cette raison, j'ai appelée, dans ces derniers temps, la *forme juvénile* qui affecte particulièrement les grands muscles du tronc, de l'épaule et de la partie supérieure du bras, des fesses et du haut de la cuisse, forme qui subsiste des dizaines d'années et qui reste stationnaire, en présentant un pronostic essentiellement différent de la forme typique, c'est, dis-je, dans cette forme que je n'ai jamais trouvé la réaction

(1) Erb. — Traité d'électrothérapie. — Traduction du Dr Rueff, 1884.

de dégénérescence, mais simplement une diminution de l'excitabilité faradique et galvanique correspondant au degré d'atrophie. J'ai, durant ces dernières années, examiné toute une série de cas semblables et je tiens cette forme pour une maladie qu'il faut distinguer de la forme typique ».

Nous voyons donc que ERB, se basant sur l'examen électrique, avait pressenti la différence qu'il pouvait y avoir entre l'atrophie musculaire progressive de l'adulte et l'atrophie musculaire progressive de l'enfance; mais, en réalité, il n'avait aucune preuve matérielle à apporter à l'appui de son opinion.

Or, dans une note présentée à l'Académie des Sciences le 7 janvier 1884, note suivie en 1885, d'un mémoire publié dans la *Revue de Médecine* (1), MM. LANDOUZY et DÉJÉRINE donnèrent des preuves cliniques et anatomo-pathologiques de cette différenciation. En effet, ils complètent la symptomatologie de la *forme infantile* de l'atrophie musculaire progressive et ils en font un type spécial, *type facio-scapulo-huméral*, auquel on substitue actuellement le nom de *type Landouzy-Déjérine*. Ces auteurs, en effet, montrent que la forme infantile de DUCHENNE se différencie très nettement de la myélopathie et que, anatomiquement, il est impossible de la confondre avec elle.

Après avoir donné les observations de six malades, dont quatre appartenant à la famille L... et deux à la famille M... MM. LANDOUZY et DÉJÉRINE publient les résultats de l'autopsie d'un des membres de la famille L... ayant succombé à la tuberculose pulmonaire.

Cette autopsie faite avec le plus grand soin est complétée par un examen histologique des différents systèmes que l'on pourrait incriminer, système nerveux central, sys-

(1). *Revue de Médecine* 1885; Landouzy et Déjérine. — De la Myopathie atrophique progressive. — Myopathie héréditaire, sans theurapathie, débutant d'ordinaire dans l'enfance, par la force.

tème nerveux périphérique et système musculaire. Les deux premiers étaient absolument normaux; le dernier seul présentait des altérations sur lesquelles nous aurons occasion d'insister dans le chapitre d'anatomie pathologique.

Dès lors, l'affection est classée, elle n'appartient plus avec l'atrophie musculaire progressive au groupe des myélopathies, mais elle rentre définitivement dans celui des myopathies : c'est le tissu musculaire qui esi atteint et qui est atteint primitivement.

D'ailleurs, voici une des conclusions du mémoire de MM. Landouzy et Déjerine : « tandisque l'atrophie musculaire de l'adulte (type Aran-Duchenne) est la conséquence d'une lésion spinale, l'atrophie musculaire progressive de l'enfance évolue, du commencement à la fin, sans participation aucune du systéme nerveux central ou périphérique, et c'est parce qu'elle relève d'un processus primitivement, purement et exclusivement myopathique, que l'atrophie musculaire progressive de l'enfance doit être complètement séparée de l'atrophie musculaire progressive de l'adulte d'essence spinale. Pour éviter toute espèce de confusion entre ces deux affections essentiellement différentes, nous avons, le 7 janvier 1884, donné le nom de *myopathie atrophique progressive* à l'atrophie musculaire de l'enfance, voulant ainsi nettement opposer, en nosographie, une maladie *myopathique* aux atrophies *myélopathiques.* »

A la suite de ces travaux, certains cliniciens tendent de plus en plus à rejeter l'origine myopathique de l'atrophie musculaire progressive et, pour eux, l'affection d'abord purement musculaire s'est propagée aux centres nerveux par l'intermédiaire des nerfs et la dégénérescence des nerfs moteurs et des cellules est secondaire à la myopathie. Mais, MM. Landouzy et Déjerine ont insisté sur ce fait que le sujet dont ils relatent l'autopsie était atrophié depuis vingt ans et qu'ils n'ont pu trouver de lésion nerveuse périphérique ou centrale. Dans ces conditions, il y a deux grandes classes à faire dans les atrophies : d'une part, les atrophies *myélopathiques* et, d'autre part, les atrophies *myopathiques*.

Dans leur premier mémoire, MM. Landouzy et Dejerine relatent des faits analogues aux leurs publiés par différents auteurs, par Remak, Mossdorf et Lichtheim bien que les cas de ces deux derniers se fassent remarquer par une localisation toute spéciale de l'atrophie.

Cependant, il faut bien le dire, la classe des myopathies était déjà constituée et Erb, comme nous l'avons vu plus haut, avait décrit une forme spéciale de l'atrophie musculaire qu'il avait présentée sous le nom de *forme juvénile*. Pour l'auteur allemand. les atrophies du type Leyden-Mœbius, du type Zimmerlin, la paralysie pseudo-hypertrophique et la forme juvénile qu'il décrit ne sont que des modalités cliniques d'une seule et même maladie, d'uné *atrophie progressive myopathique*.

. Or, en 1886, MM. Landouzy et Déjerine publient dans la *Revue de Medecine de nouvelles recherches cliniques et anatomo-pathologiques sur la myopathie atrophique progreesive*, à propos de six observations nouvelles dont une avec autopsie.

Dans ce travail, ces auteurs reviennent sur la division, qu'ils avaient déjà faite en 1885, de la myopathie en deux formes : « un *type-facio-scapulo-huméral*, (correspondant à l'affection décrite par Duchenne sous le nom d'atrophie musculaire progressive de l'enfance) dans lequel les muscles de la face sont atrophiés comme les muscles des épaules et des membres ; un *type scapulo-huméral*, analogue, symptomatiquement parlant, a la forme d'amyotrophie observée et décrite par Vulpian chez certains myélopathiques. » Cette dernière forme correspond d'ailleurs à la forme juvénile d'Erb.

Après avoir fait la symptomatologie de la myopathie atrophique progressive. MM. Landouzy et Déjerine disent que, tandis que le type scapulo-huméral semble ne se rencontrer que dans la myopathie débutant chez l'adulte, le type facio-scapulo-huméral est la règle dans la myopathie débutant dans l'enfance.

Depuis les travaux de MM. Landouzy et Déjérine, aucun fait n'a pu encore être présenté pour combattre leur théorie.

Nous signalerons, au contraire, les résultats d'une autopsie faite par MM. Blocq et Marinesco, publiés dans le numéro de mars-avril 1893 des *Archives de Neurologie*, résultats qui confirment en tous points ceux des premiers observateurs.

ERRATUM

Par suite d'une erreur de typographie, à la page 8, concernant l'historique, après le paragraphe commençant par ces mots : « Or, dans une note présentée à l'Académie des Sciences » et finissant par : « il est impossible de la confondre avec elle » il faut lire : « Cette même année 1885, Erb se basant sur la clinique, décrivait la *forme juvénile* de l'atrophie musculaire myopathique (1) ; en 1885, M. Charcot proposait une nouvelle classification des atrophies musculaires progressives (2) ; et MM. Marie et Guinon rapportaient plusieurs observations cliniques d'atrophie musculaire de nature myopathique (3). Enfin en 1886 MM. Landouzy et Déjerine rapportaient de nouvelles observations d'atrophie musculaire myopathique, dont une suivie d'autopsie (4). Depuis lors un assez grand nombre d'observations analogues ont été rapportées par différents auteurs.

Dans leur premier mémoire, après avoir donné les observations de six malades... etc.

(1). Erb Ueber. die juvénile. Form. der progress. Muskelatrophie, etc., (Deutsch Arch. v klin. méd. 1884, Bd 34, p. 467.

(2). Charcot, *Progrès médical*, 1885, p. 180.

(3). Marie et Guinon, *Revue de Médecine*, 1885.

(4). Landouzy et Déjerine, *Revue de Médecine*, 1885.

ÉTIOLOGIE

Avant que MM. Landouzy et Déjerine aient donné le nom de Myopathie atrophique progressive à la maladie qui nous occupe, Duchenne (de Boulogne) qui la considérait comme la forme infantile de l'Atrophie musculaire progressive avait, déjà à cette époque, remarqué que c'était une affection essentiellement familiale et que l'hérédité tenait la première place dans son étiologie. Les observations qu'il publia mirent ce fait bien en lumière ; celles de MM. Landouzy et Dejerine confirmèrent cette opinion et, depuis, un grand nombre de faits ne purent que donner plus de poids à la règle posée par Duchenne.

Sur les quatre observations que nous donnons à notre tour, trois se rapportent à une même famille : ce sont les trois frères M..., tous trois myopathiques et dont la mère était atteinte elle-même d'atrophie des muscles de la face.

Quant à L... qui fait le sujet de notre quatrième observation, si ses parents directs ne semblent pas avoir été atteints de la même affection que lui, rien ne dit que, parmi ses collatéraux, il n'y ait pas de myopathiques. En effet, L... a eu *treize* frères et sœurs, mais, ainsi qu'il l'a déclaré, il les a tous perdus de vue, et, dans ces conditions, l'enquête a été absolument impossible.

De ces faits, il résulte que l'hérédité joue un rôle des plus importants dans l'étiologie de la myopathie atrophique progressive, que ce soit l'hérédité directe, que ce soit l'hérédité collatérale. L'hérédité, en un mot, est donc ue cause prédisposante incontestable.

Mais, pour ce qui est de la cause déterminante même de l'atrophie, nous en sommes réduits à de pures hypothèses.

Quoi qu'il en soit, il nous semble que la myopathie atrophique progressive frappe indifféremment l'un ou l'autre *sexe,* bien que les statisques donnent un chiffre plus élevé pour le sexe masculin.

L'*âge* semble également assez indifférent paur l'apparition de l'atrophie. Si le début est rare dans la première enfance, il peut néanmoins se rencontrer, ainsi que l'observation II de M.... Léopold semble le prouver, puisque sa mère avait déjà remarqué l'inocclusion des paupières pendant le sommeil de son fils encore en bas âge. Mais, le plus souvent, le début ne remonte pas au-delà de la seconde enfance et il est fréquent de le voir apparaître dans l'adolescence ou à l'âge adulte. L'affection, nous le savons déjà, prend un type particulier suivant l'âge dans lequel elle fait son apparition.

SYMPTOMATOLOGIE

Étudions maintenant la Symptomatologie de la Myopathie atrophique progressive.

Nous prendrons, bien entendu, comme type de cette description, l'affection arrivée à un degré avancé de son évolution.

Lorsque le malade se présente, ce qui frappe tout d'abord, c'est l'expression toute particulière de sa physionomie. Les yeux saillants, sans expression, la lèvre inférieure tombante, l'élargissement de la fente buccale, l'impassibilité de la face contribuent à donner au myopathique un air *bêta* caractéristique. Les parents, interrogés, affirment cependant qu'à une époque plus ou moins éloignée, leur enfant avait un facies exprimant l'intelligence, qu'il était comme tous les autres enfants, mais que ce facies a subi des modifications progressives et assez marquées pour lui donner le masque d'hébétude qu'il présente actuellement.

La physionomie est encore beaucoup plus modifiée si l'on essaie de provoquer le rire ; car les commissures labiales se portent fortement en arrière, tandis que les deux lèvres s'appliquent sur les arcades dentaires et le malade présente le *rire transversal*, comme disent MM. Landouzy et Déjerine, ou, comme on dit encore *rit jaune,* c'est-à-dire qu'il semble avoir plutôt envie de pleurer que d'exprimer sa joie.

L'ensemble des modifications de la physionomie que nous venons de passer en revue est désigné par MM.

Landouzy et Déjérine sous le nom de *facies myopathique* et cela avec beaucoup de justesse, car on ne rencontre ce facies dans aucune autre affection.

Enfin, un détail qui a son importance et que la famille donne ordinairement spontanément, car il l'a frappée de bonne heure, est le suivant : le malade dort les yeux ouverts. Dès l'enfance même et quelquefois dès le berceau, ainsi que nous le verrons dans l'Observation II de M... Léopold, les yeux ne sont jamais recouverts par les paupières pendant le sommeil et la fente palpébrale élargie laisse toujours voir une bande scléroticale de quelques millimètres, tranchant par sa blancheur et son éclat brillant sur le reste des téguments de la face.

Tels sont les signes qui frappent au premier abord et qui, comme nous l'avons dit, sont confirmés par tes renseignements fournis par l'entourage du malade,

Du reste, ce sont là à peu près les seuls signes véritablement manifestes, si l'on ajoute toutefois l'impotence fonctionnelle des membres supérieurs pour laquelle, d'ailleurs, le malade vient consulter. C'est alors qu'on est amené à le faire déshabiller et à l'examiner avec plus de détails, ce que nous allons faire.

D'une façon générale, nous pouvons dire que tous les muscles innervés par le nerf facial sont atrophiés et que les mouvements que ces muscles sont capables de produire ne s'exécutent qu'au prorata de la conservation de la fibre musculaire : à un muscle frappé très légèrement d'atrophie correspondra une motilité presque nulle. Si bien que certains muscles qui, au premier abord, semblent bien conservés, sont, au contraire, fortement touchés, mais il faut étudier avec soin leur motilité, les examiner, pour ainsi dire, un à un, afin de constater leur degré plus ou moins avancé d'atrophie.

L'Orbiculaire des lèvres est pris à un degré extrême. En effet, la lèvre inférieure fortement écartée de la supérieure est pendante et inerte; le malade ne peut la relever, il ne peut, par conséquent, lui faire prendre la position nécessaire pour exécuter certains actes, comme celui de siffler, de faire la moue. Nous avons vu que le rire franc était impossible, que le myopathique avait le rire transversal, qu'il riait jaune. Enfin, lorsque l'atrophie est trés avancée, elle constitue une infirmité des plus pénibles pour le malade et son entourage. Ses lèvres sont incapables de ramener les aliments sous les arcades dentaires, de les maintenir dans la cavité buccale et ce sont ses doigts qui jouent alors ce rôle si important dans la mastication.

L'orbiculaire des paupières est un des premiers muscles qui soient pris, comme nous l'avons déjà fait remarquer. En effet, normalement, le malade ne peut fermer complètement les yeux, mais, au début, ce défaut d'occlusion ne se manifeste guère que pendant le sommeil, tandis que plus tard, lorsque l'atrophie a atteint un stade avancé, cette occlusion ne peut se produire quel que soit l'effort employé pour atteindre ce but. C'est alors que dans le sommeil, par exemple, ou lorsqu'on commande au malade de fermer complètement les yeux, on voit le globe oculaire tourner, pour ainsi dire, antour de son axe transversal pour cacher la cornée derrière la paupière supérieure.

Par suite de l'atrophie du muscle frontal et du muscle sourcilier, le front est absolument lisse, sans rides. Que l'on prie le malade de rider son front ou, comme on dit, de froncer les sourcils, il ne peut y arriver quelque effort qu'il puisse faire.

Enfin, les autres muscles innervés par le facial sont pris à des degrés divers et leur atrophie continue à donner à la face cette impassibilité caractéristique de la myopathie atrophique progressive de l'enfance. Cependant, nous ne craignons pas de le répéter, c'est bien à de l'atrophie que l'on a à faire et non à de la paralysie, car les muscles fonctionnent tant qu'il y a des fibres musculaires conservées.

Les muscles qui ne reçoivent pas leur innervation du nerf facial ne sont jamais atteints. En effet, dans aucune observation publiée jusqu'à ce jour, nous n'avons vu notée l'atrophie des muscles de la langue, du pharynx, du voile du palais.

A la région cervicale, c'est l'atrophie du muscle sterno-cléido-mastoïdien qui prédomine et il peut arriver que cette atrophie soit plus marquée sur un muscle que sur l'autre, d'où la formation d'un torticolis, ainsi que nous le verrons dans l'Observation II de M... Léopold. Mais, si les muscles superficiels, tant de la région cervicale antérieure que de la nuque, sont fortement touchés, les muscles profonds, au contraire, semblent jouir d'une immunité complète, si l'on en juge toutefois par les mouvements de flexion, d'extension et de latéralité que la tête peut exécuter.

Les muscles de l'épaule et du bras sont également frappés d'une atrophie considérable. Le trapèze, le deltoïde sont plus ou moins disparus, le deltoïde surtout qui, ne faisant plus aucun relief, laisse voir, pour ainsi dire, par transparence, l'articulation scapulo-humérale. Le trapèze peut n'être pris que dans une de ses portions. De même, le rhomboïde et le Grand Dentelé sont réduits à l'état de vestige. Mais, ce qui est ici absolument caractéristique, c'est que les muscles sus-épineux, sous-épineux et sous-scapulaires sont indemnes et que leur atrophie n'a jamais été notée dans aucune observation.

L'atrophie de certains muscles de l'épaule et la conservation de certains autres donnent à la région un aspect tout particulier. En effet, les omoplates doublées de leur couche musculaire épaisse sont fortement détachées de la cage thoracique et permettent d'enfoncer la main entre les deux plans. Elles constituent ce qu'on appelle des *omoplates ailées*. De plus, par suite de leur écartement du thorax, elles semblent projetées en avant ; en outre, elles ont tourné sur l'axe passant par les deux faces, c'est-à-dire sur l'axe perpendiculaire au plan même de l'os, l'angle postéro-supérieur est remonté, tandis que l'angle inférieur s'est rapproché de la colonne vertébrale. Il arrive même parfois que ce mouvement de rotation est assez prononcé pour que l'omoplate prenne une direction horizontale, de verticale qu'elle était.

Par suite de la conservation des muscles sus et sous-épineux, sous-scapulaires, les mouvements de rotation du bras s'exécutent avec la plus grande facilité qui contraste étrangement avec l'impotence fonctionnelle du membre pour les autres mouvements. En effet, l'abduction n'est pas plus facile que l'élévation des épaules ou l'adduction. Les muscles Grand Pectoral et Petit Pectoral sont en effet fortement touchés et même presque complètement disparus dans le plus grand nombre des cas. C'est du reste l'atrophie de ces muscles pectoraux qui donne là encore au malade un aspect particulier : la région supérieure du thorax est aplatie et le sternum semble s'enfoncer entre les cartilages costaux pour aller au devant de la colonne vertébrale. Cet aplatissement déjà très visible lorsqu'on examine le malade de face, devient beaucoup plus manifeste lorsqu'on le regarde de profil.

Quant aux bras, ils sont réduits à l'état squelettique et, lorsque l'affection est très avancée, c'est à peine si, au dessous de la peau, on sent des vestiges musculaires appliqués sur l'humerus. En effet, le biceps, le triceps, le brachial antérieur, le coraco-brachial sont fort difficiles à retrouver.

A l'avant-bras, le long supinateur et les radiaux se prennent rapidement, tandis que le groupe des muscles fléchisseurs et celui des muscles extenseurs de la main et des doigts presque toujours, sinon toujours, indemnes, contrastent étrangement par leur volume avec l'état squelettique du bras.

Enfin, à la main, c'est l'éminence thénar qui s'atrophie de préférence aux autres muscles, et même, dans cette éminence thénar, c'est le court abducteur qui est atteint en premier ; les interosseux s'atrophient à leur tour et la main prend une apparence simienne.

Lorsque les muscles extenseurs des doigts s'atrophient, les doigts se fléchissent dans la paume de la main, par suite de la tonicité des muscles fléchisseurs, mais on n'observe jamais la main en griffe de l'atrophie musculaire progressive, type Aran-Duchenne.

Lorsque l'atrophie a atteint ce degré, il est facile de comprendre que le malade est devenu un impotent. Les mouvements qui lui sont nécessaires pour s'habiller, pour manger, il ne les obtient qu'à l'aide de certains artifices. Ce ne sont plus ses muscles qu'il fait obéir à sa volonté, il ne meut ses membres qu'en les lançant, pour ainsi dire, vers le but à atteindre.

Mais, nous l'avons fait remarquer dès le début, nous prenons comme type de notre description l'individu atteint de myopathie avancée. Dans ces conditions, ce ne sont plus seulement les muscles de la face, des épaules et des membres supérieurs qui sont atrophiés ; les muscles du tronc et des membres inférieurs peuvent diminuer à leur tour de volume, bien qu'à des degrés divers.

En effet, les muscles de la masse sacro-tombaire sont disparus en partie et cette disparition entraîne fatalement des déformations de la colonne vertébrale. Les muscles de la paroi abdominale ne peuvent plus jouer leur rôle habituel. Mais, il y a un fait particulier à retenir c'est l'intégrité constatée jusqu'alors des muscles intercostaux et du diaphragme.

Aux membres inférieurs, ce qui frappe, tout d'abord, est l'atrophie des muscles fessiers ; mais, les triceps sont fortement atteints de même que les muscles de la région antéro-externe de la jambe. Pour l'atrophie de ces derniers, il en résulte un certain degré d'équinisme du pied, un aplatisssement de la voûte plantaire, d'où difficulté parfois très grande de la marche.

Telle est la topographie générale de l'atrophie, mais nous devons ajouter que cette atrophie est symétrique, qu'elle affecte les muscles homologues des deux côtés du corps et que les muscles de la racine des membres sont toujours beaucoup plus atrophiés que ceux des extrémités.

En outre, les muscles annexés à des appareils spéciaux (vue, mastication, déglutition, phonation) restent intacts pendant toute la durée de l'affection. Nous avons vu qu'il en était de même des muscles respirateurs.

La myopathie atrophique progressive ne s'accompagne jamais de troubles de sensibilité soit tactile, soit thermique, soit douloureuse.

On ne constate jamais non plus de contractions fibrillaires.

Mais, MM. Landouzy et Déjerine insistent sur un symptôme important : la *rétraction tendineuse* de certains muscles; ce symptôme, il est vrai, est inconstant.

Les réflexes cutanés, les sphincters sont conservés pendant toute la durée de l'affection.

Enfin, l'examen électrique montre que la contractilité galvanique et faradique est diminuée, sans que l'on puisse constater l'inversion de la formule normale. La réaction de dégénérescence est, en effet, très rarement observée chez les myopathiques.

ANATOMIE PATHOLOGIQUE

L'anatomie pathologique de la myopathie atrophique progressive est maintenant bien connue, grâce aux mémoires successifs de MM. Landouzy et Déjerine parus en 1884, 1885 et 1886. Ces auteurs montrèrent, au moyen de deux autopsies, que les lésions nerveuses n'existaient pas, mais qu'on se trouvait en présence d'une véritable myopathie.

Dès lors, le nom de Myopathie atrophique progressive appartint sans conteste à l'affection que MM. Landouzy et Déjerine avaient décrite cliniquement et anatomiquement.

Depuis cette époque, nous ne connaissons qu'une seule observation avec autopsie ; c'est celle que MM. Blocq et Marinesco ont publiée dans les *Archives de Neurologie*, dans le numéro de Mars-Avril de la présente année 1893. Ces auteurs, d'ailleurs, n'ont fait que confirmer en tous points la description anatomique des premiers observateurs.

L'autopsie de L... faite dans le service du Dr Déjerine et dont nous donnons le résultat en même temps que l'Observation du sujet (Obs. IV), est une nouvelle preuve à l'appui des assertions de MM. Landouzy et Déjerine.

Si l'on fait la nécropsie d'un individu mort dans le cours d'une Myopathie atrophique progressive, voici ce que l'on constate : l'examen extérieur ne révèle rien qui n'était déjà connu. L'aplatissement du thorax, les omo-

Une fois les muscles de la ceinture scapulaire atteints, l'atrophie s'empare des muscles de la racine des membres inférieurs, et, plus tard, des muscles de la région antéro-externe de la jambe ; le malade se plaint de la difficulté de la marche qui devient tout-à-fait particulière.

Enfin, les muscles de la masse sacro-lombaire et ceux de la paroi abdominale se prennent à leur tour, les mouvements du bassin sur le tronc et les mouvements inverses ne peuvent plus s'exécuter.

Telle peut-être et telle est le plus souvent l'évolution de la myopathie atrophique progressive, du moins lorsqu'elle débute dans l'enfance : c'est là le *type facio-scapulo-huméral* qui, pour MM. Landouzy et Déjérine, est de règle dans cette variété.

Mais, il n'en est plus de même lorsque l'atrophie n'apparaît qu'à l'âge adulte ou dans l'adolescence. Ce n'est plus le type facio-scapulo-huméral que l'on rencontre alors, c'est le *type scapulo-huméral* qui n'est autre que la forme juvénile d'Erb. Dans ce cas, les muscles de la ceinture scapulaire et les muscles des bras se prennent, alors que la face est encore indemne. L'atrophie, le plus souvent, ne s'arrête pas là, la face se prend tôt ou tard et, fréquemment, le malade passe du type scapulo-huméral au type facio-scapulo-huméral. Cependant, voici, dans leur mémoire de 1886, ce que disent MM. Landouzy et Déjérine : « Nous sommes amenés a penser que si le type scapulo-huméral pur est rare, si, le plus souvent, il ne constitue qu'un type *temporaire* (l'anatomie pathologique nous en donne la raison), s'il ne constitue qu'une étape sur le chemin de la myopathie progressive et diffusante, il peut cependant, toute la vie, persister tel quel, cliniquement parlant C'est ce que démontre une de nos observations concernant un malade qui, atrophique scapulo-huméral à partir de sa vingtième année, vient de mourir à Tenon à 69 ans, avec l'intégrité fonctionnelle de tous les muscles de la face. »

Enfin, á côté de la *forme facio-scapulo-humérale* et de la *forme scapulo-humérale,* on a publié des cas dans lesquels il y a une hypertrophie de quelques muscles, mais ces cas constituent, en réalité une exception : c'est lá la *forme* de myopathie avec *pseudo-hypertrophie.*

Cependant, nous devons ajouter qu'entre ces différentes formes, il y a des types intermédiaires et que, en réalité, toutes ces variétés se confondent.

MARCHE ET FORMES

Il est bien évident que la myopathie atrophique progressive de l'enfance n'atteint pas d'emblée le degré avancé que nous avons décrit. L'atrophie met un certain temps à s'établir et le malade, en effet, ne peut jamais dire avec précision la date d'apparition de l'atrophie de tel ou tel groupe musculaire. Mais, ce que nous pouvons dire et ce qui, d'ailleurs, relève de nos observations, c'est que le début remonte à l'enfance, que la famille a remarqué que l'enfant dormait les yeux plus ou moins ouverts, que sa physionomie changeait d'aspect d'une façon progressive quoique insensible. C'est donc la face qui est modifiée en premier lieu. L'enfant prend alors de la force, il devient homme, mais il s'aperçoit que l'effort musculaire ne répond pas à sa volonté, que ses membres supérieurs ont de la difficulté à faire certains mouvements, qu'il ne peut aisément porter quelque fardeau un peu lourd sur ses épaules, et, cependant, tout à fait au début, les membres ne semblent pas diminués de volume, peut-être parce que l'atrophie musculaire est masquée par l'adipose sous-cutanée souvent considérable. Mais, l'amaigrissement ne tarde pas à se montrer, les muscles de la racine du membre supérieur tendent de plus en plus à disparaître, le thorax s'aplatit à sa partie supérieure, les omoplates se détachent de plus en plus de la cage thoracique. L'impotence s'accuse et est d'autant plus remarquée que les avant-bras et les mains fonctionnent, pour ainsi dire, normalement.

plates ailées, l'atrophie des membres sont des particularités sur lesquelles nous avons suffisamment insisté pour n'y plus revenir.

Si l'on dissèque alors le cadavre ; si, enlevant les téguments, on cherche à mettre les muscles à nu, on constate que certains de ces muscles sont parfois des plus difficiles à retrouver, et même, pour certains, il est absolument impossible de les différencier de la graisse environnante. Chez certains sujets dont l'atrophie remonte à une époque éloignée, on ne retrouve plus trace de muscles, ainsi que nous avons pu constater le fait dans le service du Dr Déjerine, à Bicêtre, à propos de l'autopsie de A... dont l'Observation se trouve dans le *Traité d'Electrisation localisée* de Duchenne (1). Ce n'est guère qu'au niveau des tendons que l'on peut véritablement affirmer à quelle sorte de tissu on a à faire.

Mais pour qu'il en soit ainsi, il est évident qu'il faut que l'atrophie soit extrême et tel n'est pas toutours le cas.

---

(1). Voici cette observation, telle que nous la trouvons dans l'*Electrisation localisée* de Duchenne 1872, page 1098. — « Le jeune Louis Hottmann, âgé de 9 ans, me fut adressé au mois de septembre 1868, comme ayant été atteint d'une paralysie atrophique de l'enfance. Ce fut aussi ma première impression ; mais mon attention fut bientôt attirée par l'étrangeté de sa physionomie. Ses lèvres étaient très épaisses ; au repos, elles restaient écartées l'une de l'autre, et l'inférieure était tombante ; son orbiculaire des lèvres était inerte, car il ne pouvait froncer les lèvres ; les autres muscles moteurs des lèvres avaient également perdu leur action : plus d'abaissement des lèvres par les muscles carré et triangulaire des lèvres, plus de rire par les grands zygomatiques. La faradisation ne provoquait plus la contraction de ces muscles ; sa face ne présentait pas de sillons naso-labiaux, et lorsqu'il riait, sa bouche était agrandie transversalement par la contraction de ses buccinateurs et ses lèvres se renversaient un peu en avant, ce qui donnait à son rire une expression des plus singulières (ses camarades lui disent qu'il rit *en cul de poule*).

Cet ensemble de troubles dans les mouvements de la face me donna l'idée de l'existence, chez ce garçon, d'une atrophie musculaire progressive de l'enfance ; car je l'avais toujours rencontré dans cette maladie.

Voici, d'après le récit de sa mère, comment s'est développée cette affection : son enfant avait marché à 13 mois ; jusqu'à 3 ans, sa face n'offri'

Lorsque l'affection n'a pas atteint toute son évolution, il est alors assez facile de retrouver les muscles, lesquels n'ont pas encore perdu toute leur coloration. Celle-ci est encore suffisamment accentuée pour permettre de différencier le tissu musculaire de la graisse ambiante.

Quoi qu'il en soit, les muscles, lorsqu'on les retrouve, sont considérablement diminués de volume ; ils ont perdu non seulement leur coloration, mais encore leur consistance qui est molle et pâteuse.

Le deltoïde n'existe, pour ainsi dire, plus ; il est réduit à une mince lamelle jaunâtre que l'on reconnaît d'ailleurs assez facilement grâce à la striation produite par les faisceaux musculaires. Le biceps n'est plus représenté que par une sorte de ruban du volume du doigt ; le brachial antérieur, caché dans la profondeur, est assez difficile à reconnaître. Quant au triceps, on ne le devine, pour ainsi dire, que parce qu'on connaît sa position normale.

Les muscles pectoraux, réduits à une mince lamelle,

---

rien d'anormal ; mais, à cette époque, elle s'altéra progressivement et prit en quelques mois l'expression que je viens de décrire. A 5 ans, amaigrissement du tronc et des membres inférieurs ; entre 6 et 7 ans, début de l'atrophie aux membres supérieurs. Je n'entrerai pas dans tous les détails de cette observation ; qu'il me suffise de dire que son deltoïde droit était entièrement atrophié, ainsi que son grand dentelé gauche, et que les extenseurs du rachis et de la jambe sur la cuisse étaient presque détruits. Cette atrophie n'a été précédée ni de fièvre, ni de paralysie en masse d'un ou de plusieurs membres, comme dans la paralysie spinale de l'enfance. »

Duchenne nous dit ensuite avoir vu la mère et un frère de ce malade et que tous deux étaient atteints de la même affection, bien que l'atrophie de la face soit moins prononcée que chez Hottmann.

Cette observation est d'autant plus intéressante que Hottman a succombé l'année dernière, en 1892, dans le service du Dr Déjerine, à Bicêtre, et qu'il a pu, par conséquent, être suivi pendant une période de 24 ans. Ce sujet fera d'ailleurs l'objet d'une communication de MM. Landouzy et Déjerine.

Ce que nous pouvons dire, dès maintenant, c'est que que la moëlle épinière, les gros troncs nerveux et les terminaisons musculaires de ces nerfs n'offraient aucune lésion appréciable à l'œil nu, que les nerfs ont été examinés à l'état frais, après dissociation, et que le microscope n'a pu révéler aucune altération.

laissent sentir les côtes avec la plus grande facilité. Mais, fait particulier, sur lequel nous avons suffisamment insisté dans le chapitre des symptômes, les muscles sus et sous-épineux, sous-scapulaires sont bien conservés.

Aux membres inférieurs, les muscles dont on avait noté l'atrophie pendant la vie présentent la même coloration et la même consistance déjà signalées pour les muscles atrophiés des membres supérieurs.

Actuellement, il n'y a encore que les deux autopsies, signalées dans les travaux de MM. Landouzy et Déjerine, qui aient pu être faites complètement. En effet, celle de MM. Blocq et Marinesco a été forcément incomplète à cause des difficultés soulevées par la famille. Pour cette même raison, nous n'avons pu examiner, comme nous l'aurions désiré, tous les muscles de la face du sujet dont nous relatons l'autopsie (Obs. IV).

Mais, MM. Landouzy et Déjerine ont mis tous leurs soins dans la dissection de ces muscles et il leur a été de toute impossibilité d'en retrouver des traces même en les abordant par leur face profonde. Ils s'expriment ainsi : « Le frontal, le sourcilier, l'orbiculaire des paupières ne peuvent être reconnus et distingués du tissu cellulo-graisseux, ni par leur coloration, ni par la direction de leurs fibres. Il en est de même des zygomatiques, de l'orbiculaire des lèvres, du buccinateur..... De ces différents muscles, on ne peut retrouver trace à l'œil nu. Le canin seul présente sa coloration rouge habituelle et il est le seul des muscles peauciers de la face que l'on ait pu apercevoir et limiter nettement. »

Toujours d'après ces auteurs, les muscles de la langue, du voile du palais, du larynx, du pharynx, les muscles masticateurs sont parfaitement normaux. Il en est de même des muscles moteurs de l'œil, des muscles respirateurs, intercostaux et diaphragme.

Enfin, particularité très intéressante à noter et sur

laquelle, d'ailleurs, MM. Landouzy et Déjerine ont insisté, c'est que l'atrophie frappe le muscle avec la même intensité dans toute son étendue, que dans un muscle atrophié, les fibres musculaires présentent toutes le même degré d'altération quel que soit le point examiné.

L'Encéphale, le Bulbe, la Moëlle, le Grand Sympathique, les autres troncs nerveux, examinés à l'œil nu, ne semblent présenter aucune altération de quelque nature.

Mais, dans une affection semblable, l'important est évidemment l'examen histologique, non seulement du tissu musculaire dont la lésion saute, pour ainsi dire, aux yeux, mais encore des différentes portions du système nerveux.

Or, dans les examens faits par MM. Landouzy et Déjerine, dans l'Observation présentée par MM. Blocq et Marinesco, dans celle enfin que nous présentons nous-même aujourd'hui, on ne trouve aucune lésion soit du système nerveux central, soit du système nerveux périphérique. La moëlle est absolument saine, de même que le bulbe et l'encéphale ; les nerfs ne présentent aucune particularité soit au niveau de leurs racines, soit au niveau de leurs troncs, soit au niveau de leurs terminaisons.

C'est la substance musculaire seule qui est atteinte.

Or, d'après MM. Landouzy et Déjerine, il n'existe pas de limites nettes entre les muscles malades et les muscles paraissant sains, c'est-à-dire ayant conservé leur coloration. C'est, en effet, le même processus, très prononcé dans les muscles malades, très peu prononcé, au contraire, dans les muscles sains. Voici comment s'expriment ces auteurs : « Ce processus est celui de l'atrophie du faisceau primitif », avec multiplication des noyaux musculaires, aboutissant à l'atrophie complète de la fibre musculaire, sans *modification aucune* (granuleuse, pigmentaire, graisseuse) de l'élément contractile. C'est là la lésion fondamentale, caractéristique, du tissu musculaire, coïncidant, lorsque les muscles sont très atrophiés, avec un léger degré de lipomatose interstitielle et, dans ce dernier cas seulement, avec l'hypertrophie de quelques faisceaux primitifs. »

Il faut ajouter aussi que des muscles qui, pour le clinicien, sont encore sains, présentent, pour l'anatomo-pathologiste, des lésions souvent fort avancées.

Dans les muscles malades dont, cependant, la coloration est encore conservée, on observe les lésions de la myosite irritative, sans trace de lipomatose et « on peut suivre tous les degrés par lesquels passe le faisceau primitif avant de disparaître, depuis la fibre ayant son volume normal avec ses noyaux très multipliés, jusqu'à la gaîne de sarcolemme vide ou ne contenant plus qu'une seule rangée de sarcous-éléments et un nombre considérable de noyaux.... Le tissu conjonctif ne présente que des altérations très légères, bornées à la multiplication des noyaux du périmysium internum et externum, sans transformation conjonctive proprement dite, sans sclérose au sens propre du mot. »

La lipomatose interstitielle est en raison directe du degré de l'atrophie.

En outre, toujours d'après MM. Landouzy et Déjerine, « on ne constate pas de faisceaux primitifs en voie d'hypertrophie dans les muscles où la lésion est encore peu avancée et où l'atrophie commence à peine à se montrer. L'hypertrophie des faisceaux commence à apparaître seulement dans les muscles en voie d'atrophie nettement accusée, mais elle existe encore à peine dans ces cas ; elle n'est très prononcée que dans les muscles en voie d'atrophie très marquée, et, dans ces muscles, le nombre des faisceaux hypertrophiés est non seulement très grand, mais cette hypertrophie peut atteindre des dimensions relativement très accusées. Au contraire, lorsque le muscle est pour ainsi dire détruit, les faisceaux hypertrophiés font défaut. »

En résumé, on trouve de l'atrophie simple du faisceau primitif avec multiplication des noyaux du sarcolemme, aboutissant à la disparition de la fibre musculaire du faisceau primitif, la gaîne du sarcolemme persistant seule.

Dans les muscles en voie d'atrophie avancée, MM. Landouzy et Déjerine ont noté l'existence de faisceaux primitifs hypertrophiés, hypertrophie qu'ils regardent comme *vicariante*, comme due à la suppléance fonctionnelle.

Dans les cas que MM. Landouzy et Déjerine ont observés, le tissu conjonctif des muscles malades ne présentait pas de stéatose nettement marquée. Les lésions constatées à l'autopsie de L... (Obs. IV) sont analogues à celles que ces auteurs ont décrites.

Nous tenons à faire remarquer que, pas plus que MM. Landouzy et Déjerine, nous n'avons trouvé de faisceaux primitifs en voie d'hypertrophie dans les muscles qui n'étaient qu'au début de la lésion et que nous n'avons constaté leur existence que dans les muscles très atrophiés.

OBSERVATIONS

Les considérations, tant cliniques qu'anatomiques, que nous avons exposées dans ce travail, vont maintenant être confimées par les Observations qui vont suivre. Comme nous l'avons dit en commençant, trois de ces Observations ont pour sujets les trois frères M... Quant à la quatrième, elle est surtout importante par les résultats qu'a fournis l'autopsie de L...

Les deux frères M... Arthur et Léopold sont actuellement dans le service du Dr Déjerine, à Bicêtre, le troisième M... Léon a été amené, sur notre demande, par ses frères, pour être examiné. Quant à L..., nous ne l'avons pas connu, mais les pièces, provenant de son autopsie, ont été fort obligeamment mises à notre disposition par notre maître, le Dr Déjerine.

Famille M...

Les antécédents héréditaires étant, bien entendu, communs à nos trois malades, nous les donnons en tête de nos trois observations. La *mère* est morte en 1884, elle était cardiaque depuis quatorze ans et a succombé à une pneumonie.

Elle était migraineuse, très nerveuse, sujette même à des attaques de nerfs. Ses lèvres étaient grosses, ses yeux saillants, sa bouche large. Elle ne paraît avoir rien présenté d'anormal aux membres supérieurs, non plus qu'aux membres inférieurs.

On ne trouve rien chez les autres ascendants ou collatéraux : trois oncles paternels bien portants, une tante maternelle en bonne santé.

Le *père*, âgé de 52 ans, n'est atteint actuellement d'aucune maladie.

La *mère*, atrophique elle-même, comme nous l'avons vu, a donné naissance à trois enfants : M... (Arthur), âgé de 32 ans, M... (Léon), âgé de 28 ans et M... (Léopold), âgé de 20 ans.

Ce sont ces trois enfants qui sont l'objet des observations que nous présentons.

Observation I. — *Atrophie musculaire progressive, chez un homme de 33 ans. Début à l'âge de* **7 ans**, *par l'atrophie des muscles de la face qui fut le seul symptôme de la maladie jusqu'à dix-sept ans. Apparition à cet âge de l'atrophie des muscles des membres supérieurs qui, peu à peu, se généralise à la plupart des muscles du corps. En quatre ans, l'atrophie est arrivée à un degré extrêmement prononcé. Facies particulier, atone, sans expression; lèvres grosses. Intégrité complète des muscles de la langue, du pharynx, du larynx, des muscles masticateurs, des muscles moteurs de l'œil, du diaphragme des muscles intercostaux. Pas de paralysie au sens propre du mot. Altération très marquée de la contraction galvanique et faradique sans réaction de dégénérescence. Pas de contractions fibrillaires.*

Le nommé M... (Arthur), exerçant la profession de cordonnier, né en 1860, est entré à Bicêtre, le 20 février 1885 dans le service de M. Déjerine.

On ne relève dans ses *antécédents personnels* que des convulsions dans l'enfance, de l'ophthalmie, un écoulement d'oreille, un engorgement ganglionnaire dans la région cervicale.

A 7 ans, il eut la rougeole. Jusqu'à cet âge, on ne remarqua rien de particulier dans sa physionomie. Au dire du malade, c'est à cette époque que ses parents s'aperçurent que ses yeux étaient saillants, qu'il ne pouvait complètement les fermer pendant le sommeil, que ses lèvres étaient très grosses et saillantes en avant, que sa bouche était large. Il ne pouvait ni siffler, ni froncer le front.

A *17 ans*, l'épaule gauche devient faible, puis cet affaiblissement gagne le bras correspondant et les deux mains et enfin le membre supérieur droit.

La faiblesse s'accompagne d'atrophie dont la marche est assez rapide.

A *19 ans*, le thorax commence à maigrir, la masse sacro-lombaire s'affaiblit, les fosses s'aplatissent et l'extension de la tête devient un peu pénible.

Un an après, à *20 ans*, le malade avait perdu complètement l'usage de ses membres supérieurs et il ne pouvait manger seul.

A ce moment, les jambes ont commencé à maigrir et la marche devint difficile; les cuisses paraissaient encore peu touchées, bien qu'il y eut déjà tendance à la subluxation en dehors de chacune des rotules.

A *21 ans*, le malade marche en steppant, les pieds deviennent équins, les orteils se fléchissent.

C'est à cette époque qu'apparaissent dans les deux bras des douleurs, très pénibles survenant par accès, parcourant les membres supérieurs, les jambes, les cuisses.

M... (Arthur), entra alors, en 1880, à l'Hôtel-Dieu où il resta six mois, et d'où il sortit, dit-il, un peu amélioré. Sorti de l'Hôtel-Dieu, il entra à Lariboisière où il fit un séjour de trente-deux mois. Il quitta cet hôpital pour entrer à Bicêtre, le 28 février 1885. Il contracta la fièvre typhoïde au mois d'octobre de la même année et garda le lit trois mois.

Au dire du malade, l'atrophie n'aurait pas beaucoup augmenté depuis cette époque.

Les crampes douloureuses ont persisté.

Examiné le 20 janvier 1887, on constate l'existence d'une myopathie atrophique progressive à type facio-scapulo-huméral.

Face. — Le facies myopathique est on ne peut plus net et caractéristique. Son expression niaise et étonnée tout à la fois, frappe de prime abord

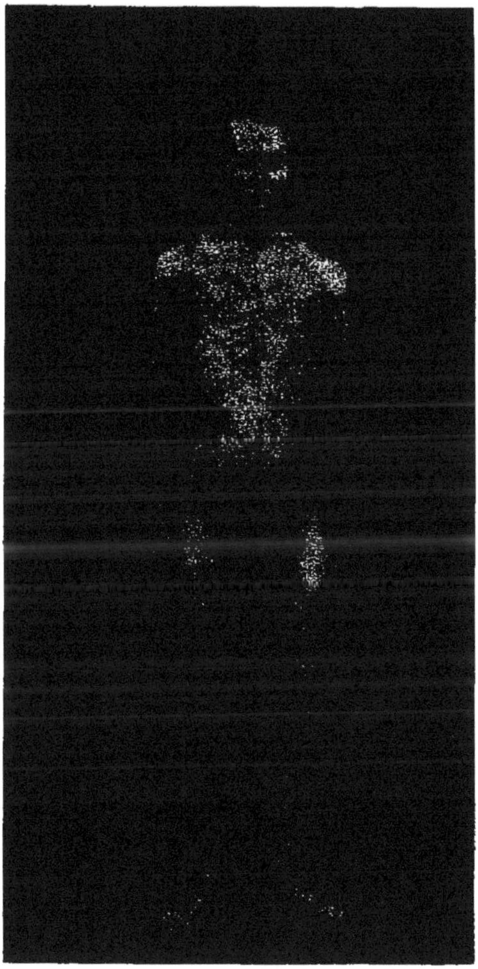

Observation I.
M... Arthur, 33 ans ; (Hospice de Bicêtre).

l'observateur. Les yeux sont saillants et largement ouverts; le malade ne peut les fermer complètement; les paupières restent toujours distantes l'une de l'autre.

Pas de strabisme, léger épiphora surtout marqué à gauche.

Le front est absolument lisse et le malade ne peut lui imprimer la moindre ride. Il ne peut également froncer les sourcils.

Les lèvres sont grosses, saillantes en avant; l'inférieure surtout et la fente buccale est élargie transversalement Impossibité absolue de siffler et de faire la moue.

Les sillons naso-géniens sont très peu marqués. Le malade présente le rire transversal caractéristique. L'atrophie de l'orbiculaire fait qu'il a une certaine peine à retenir dans la bouche ses aliments qui tomberaient s'il n'y faisait attention. Il lui est impossible pour la même raison de boire à la bouteille. Le même fait rend compte de la difficulté de prononcer les labiales.

Intégrité complète des muscles de la langue, du voile du palais, du pharynx et du larynx, ainsi que des muscles de la mastication.

L'atrophie des muscles de la face est symétrique, sans prédominance appréciable d'un côté ou de l'autre.

Membres supérieurs et tronc. — L'atrophie musculaire est symétrique. Les deltoïdes sont extrêmement atrophiés; le moignon de chaque épaule est à angle droit; l'abduction du bras à 45 degrés est encore possible; elle est très difficile à 90 degrés et impossible au-delà.

Les sus-épineux et sous-épineux ont conservé leur volume. Si l'on fixe l'omoplate, les mouvements de rotation du bras en dedans et en dehors se font bien, ce qui prouve que les sous-scapulaires sont également conservés des deux côtés.

Les deux bras sont extrêmement atrophiés et contrastent par leur volume avec celui des avant-bras, relativement moins diminués.

Le biceps et le brachial antérieur ont, pour ainsi dire, disparu, ainsi que le coraco-brachial. De plus, l'atrophie des deltoïdes a déterminé un abaissement de la tête humérale.

Qu'il s'agisse de l'un ou de l'autre membre, le malade ne peut fléchir es avant-bras sur les bras qu'avec difficulté, et le relâchement se fait en deux temps : un premier temps, volontaire et lent; un second temps, rapide et passif constitué par la chute brusque des avant-bras retombant par leur propre poids.

Les triceps sont très émaciés, surtout à gauche où le volume de ce muscle est moitié moindre que celui de droite.

Adipose sous-cutanée assez marquée. Pas de rétraction des biceps ou d'autres muscles.

Les avant-bras sont en demi-pronation, avec demi-flexion du poignet, moins atrophiés que les bras. Le long supinateur et les radiaux ont disparu.

A la face antérieure, méplat des fléchisseurs.

Le dynamomètre donne une force de deux kilogrammes dans la position normale et de sept kilogrammes quand on redresse le poignet.

La supination est très difficile; la pronation s'exécute au contraire assez facilement.

A la face postérieure, méplat des extenseurs et grande difficulté à redresser la main sur l'avant-bras.

La mensuration circonférentielle a donné les chiffres suivants :

	à droite	à gauche
Avant-bras, à 0,10 de l'épicondyle	0,20	0,195
— au-dessus du poignet	0,15	0,15
Bras, à la partie moyenne	0,18	0,15

Mains. — Les mains sont très atrophiées et ont l'apparence simienne avec griffe. Le pouce est placé sur le même plan que les métacarpiens et les doigts ont leur première phalange étendue sur le métacarpe; la phalangette et la phalangine sont fléchies dans la paume de la main.

Atrophie très marquée de l'éminence thénar de chaque côté. L'opposition du pouce à l'index et au médius de chaque côté est encore possible; l'opposition aux deux derniers doigts est très difficile.

L'adduction du petit doigt est nulle des deux côtés.

Les espaces interrosseux sont très diminués de volume; l'adduction et l'abduction des doigts sont impossibles.

Avec un grand effort, le malade peut étendre les doigts et faire disparaître la griffe.

Tronc. — En avant, atrophie très marquée des pectoraux; relief du sternum et des côtes.

En arrière, atrophie des trapèzes et des rhomboïdes, d'où saillie en arrière et en dehors des omoplates dont l'angle interne est remonté (scapulœ alatœ) et formation d'une large gouttière entre l'omoplate et le tronc.

Aplatissement des muscles des gouttières vertébrales, ensellure lombaire. La station verticale du tronc est très pénible.

Périmètre thoracique :

Au-dessus du mamelon	0,86
A la ceinture	0,78

Le cou est dans sa position normale; la tête ne bascule pas en avant et le malade la redresse assez facilement. Le diaphragme et les intercostaux sont intacts.

Membres inférieurs. — Les fesses sont notablement atrophiées des deux côtés.

Les cuisses ont conservées un volume à peu près normal, sauf au voisinage des genoux, où le droit antérieur, le vaste interne et le vaste externe sont très atrophiés.

Mensuration circonférencielle :

	à droite	à gauche
Partie moyenne	0,42	0,425
A 0,05 au-dessus de la tubérosité externe .	0,315	0,325

Dans l'extension de la jambe sur la cuisse, la rotule se subluxe en dehors, surtout à gauche.

Aux jambes, l'atrophie porte sur le groupe antero-externe, d'où tendance d'un certain degré de varus équin.

Le groupe postérieur est peu atrophié.

Les orteils sont normaux, le malade les fléchit et les étend à volonté.

Par suite de l'équinisme, le malade steppe en marchant.

Les *réflexes* olécraniens et rotuliens son normaux des deux côtés.

Pas de contractilité idio-musculaire

Pas de contractions fibrillaires.

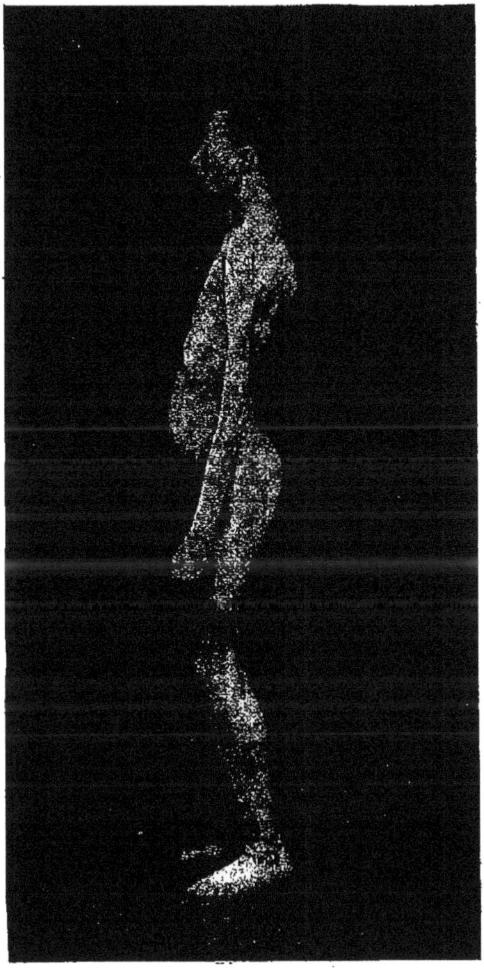

Observation I.
M.... Arthur, 33 ans ; (Hospice de Bicêtre).

Intégrité des réflexes cutanés, de la sensibiltié générale et spéciale, des sphincters.

Pas de troubles trophiques.

Un peu de refroidissement des extrémités.

Le malade n'accuse plus de douleurs; il a encore de temps en temps, soit lorsqu'il est au lit, soit lorsqu'il est debout, des crampes douloureuses dans les jambes.

Examen électrique. — Etat de la contractilité faradique. Appareil à chariot. Minimum d'excitation chez l'homme sain = 8 centimètres et demi;

Membres supérieurs :

		à droite	à gauche
Avant-bras.	Extenseur du poignet et des doigts .	7,5	9
	Fléchisseurs	9,5	10
Bras	Biceps	0	0
	Triceps	7,5	0
	Deltoïde, faisceau antérieur	6,5	9
	— — externe	0	0
	Grand pectoral.	6,5	8
	Trapèze	3	9
	Sus-épineux	5	5
	Sous-épineux	9	10
Main gauche.	— Muscles de l'éminence thénar .		0
	— interosseux.		0

Membres inférieurs;

		à droite	à gauche
Cuisse.	— Triceps.	7	8,5
Jambe.	— Région antero-externe	0	0

Face. — L'excitation du facial produit des contractions dans les muscles des deux côtés de la face. L'appareil à chariot donne 7,5 des deux côtés.

Etat de la contractilité galvanique. Appareil de Gaiffe avec commutateur et galvanomètre.

Avant-bras droit :

Fléchisseurs à 7$^{m.a.}$, NFC > PFC.

Avant-bras gauche :

Extenseurs du poignet et des doigts à 10$^{m.a.}$ NFC > PFC.

Bras droit :

Triceps à 10$^{m.a.}$ NFC > PFC. (différence très peu sensible).

Cuisse droite :

Triceps à 14$^{m.a.}$ NFC > PFC.

Examiné de nouveau le 17 mars 1893.

Voici les modifications qu'on a pu constater dans l'état de ce malade.

Du côté de la face, rien de particulier à signaler; en effet, il ne s'est pas produit de modifications appréciables soit pour l'observateur, soit pour le malade lui-même. Cependant, d'après ce dernier, il aurait plus de peine qu'autrefois à retenir ses aliments dans sa bouche. Sa lèvre inférieure est tombante, ce qui dénote l'atrophie plus prononcée de l'orbiculaire.

Membres supérieurs. — Le deltoïde est presque complètement disparu. Dans les mouvements d'abduction du bras, ce muscle ne fait plus aucune saillie, la voûte acromio-coracoïdienne se dessine avec la plus grande netteté sous les téguments et forme une saillie très appréciable à la face externe du moignon; on peut, ainsi dire, la saisir entre les doigts et, dans les mouvements d'abduction du bras, il est très facile de déprimer les téguments entre cette voûte et l'humérus.

D'ailleurs, cette dépression se voit très nettement sans avoir recours à la palpation; il se forme à ce niveau un véritable *coup de hache*..

Les sus-épineux, les sous-épineux et les sous-scapulaires semblent normaux; en effet, les différents mouvements de rotation de l'humérus se font avec facilité.

Les bras sont très réduits de volume; en effet, la mensuration circonférencielle pratiquée à la partie moyenne de chacun des membres donne ; pour le bras gauche 0,15 centimètres, et pour le bras droit 0,15 centimètres, ce qui montre qu'il s'est produit depuis 1887, date du premier examen une diminution de 0,03 centimètres pour le bras droit, le bras gauche étant resté ce qu'il était à cette époque.

En 1887, le triceps droit était beaucoup plus volumineux que le gauche, mais actuellement les deux muscles semblent être de même volume, et la diminution du triceps droit explique déjà d'elle-même, la différence qui s'est produite en l'espace de dix années dans les mensurations circonférencielles.

Les muscles biceps, brachial antérieur et coraco-brachial ne sont, pour ainsi dire, plus appréciables à la palpation.

Si, le membre supérieur étant l'extension, on commande au malade de fléchir l'avant-bras sur le bras, il lui est absolument impossible d'exécuter ce mouvement, et il ne peut y arriver qu'en employant un stratagème consistant à imprimer une sorte d'élan à son avant-bras.

D'ailleurs, pour faire mouvoir les différents segments de ses membres supérieurs, c'est encore à ce procédé qu'il a recours, qu'il veuille mettre par exemple sa main sur sa tête, ou sur l'épaule du côté opposé. Cependant, lorsque son avant-bras, n'est pas en extension complète sur les bras, la flexion peut s'obtenir avec une certaine facilité. Dans cette position, si on commande au malade de résister au mouvement d'extension que l'on pratique, le biceps ne fait aucun relief sous les téguments, mais, à la palpation, on sent une certaine dureté au niveau du tiers supérieur du corps du muscle.

De même qu'au dernier examen, il n'y a pas de rétraction tendineuse.

Les avant-bras sont en demi-pronation, mais les poignets sont, non plus en demi-flexion, comme en 1887, mais en flexion complète sur l'avant-bras, et, comme le poignet est amaigri, les extrémités inférieures du radius et du cubitus font une saillie très notable à la face dorsale de la région.

La face antérieure de l'avant-bras forme un méplat très accentué; les muscles fléchisseurs, en effet, sont fortement diminués de volume et doivent être très atrophiés, si l'on en juge par les résultats que donne l'épreuve du dynamomètre. Mais ici les résultats varient suivant que le malade serre l'instrument en laissant sa main dans la position qu'elle occupe normalement, c'est-à-dire en flexion sur l'avant-bras, où s'il le serre pendant qu'on relève sa main dans le prolongemet de l'axe antibrachial.

Dans le premier cas, l'aiguille ne varie pas et reste à zéro, aussi bien pour la main droite que pour la main gauche; pour le second cas, elle marque 2 kilogrammes de chaque côté.

La supination et la pronation s'exécutent encore facilement.

Les muscles extenseurs sont bien diminués, et il est impossible au malade de vaincre la flexion normale de ses mains. Lorsqu'on lui commande d'étendre la main sur l'avant-bras, il fait effort, mais vainement, car il n'arrive même pas à ramener son avant-bras et sa main dans la rectitude.

La mensuration circonférencielle a donné :

	à droite	à gauche
A 0,10 au-dessous de l'épicondyle.	0,18	0,19
Au-dessus du poignet	0,15	0,15

Mains. — Les éminences thénars sont très atrophiées, mais l'atrophie est surtout marquée à droite. En effet, le pouce reste, pour ainsi dire, collé à la face externe de l'index et est incapable de tout mouvement. Sans doute, l'opposition à l'index, au médius et à l'annulaire est possible, mais il est facile de voir, que dans ces différents mouvements d'opposition ce sont plutôt les autres doigts qui vont à la rencontre du pouce.

L'opposition est plus facile à gauche; il en est de même de l'adduction.

Les mouvements d'adduction et d'abduction des autres doigts est des plus difficiles, surtout à droite.

D'après le malade, la griffe que l'on constatait en 1887 tend a disparaître; en tous cas, le malade peut redresser ses doigts spontanément avec la plus grande facilité.

Tronc. — Pas de modification dans l'aspect extérieur du tronc. Les muscles pectoraux sont à peine appréciables et laissent voir le relief du gril costal.

Lorsque le malade est dans le décubitus dorsal, il lui est absolument impossible de s'asseoir sans le secours de ses bras; il prend alors un point d'appui sur le coude gauche, fait porter, pour ainsi dire, tout le poids du corps sur ce pivot et à l'aide d'un véritable mouvement de reptation finit par s'asseoir.

Les muscles intercostaux et le diaphragme ne semblent pas touchés; cependant, le malade prétend respirer un peu plus difficilement qu'autrefois, difficulté qui le frappe surtout lorsqu'il monte un escalier.

Les muscles de la région cervicale ne semblent pas plus altérés qu'en 1887; en effet, tous les mouvements de la région se font d'une façon normale.

Membres inférieurs. — Les muscles fessiers sont très atrophiés.

Les cuisses ont notablement diminué de volume. Cependant le triceps, bien que très diminué et même presque disparu à sa partie inférieure, est encore assez vigoureux et résiste fortement aux tentatives de flexion de la jambe sur la cuisse.

A sa partie moyenne, la cuisse droite mesure 0,37 et la gauche 0,38.

A 0,10 au-dessus de la tubérosite externe, la cuisse droite mesure 0,26, et la gauche 0,28. Ces résultats indiquent une différence de 0,04 centimètres environ entre la mensuration actuelle et la précédente.

Les muscles fléchisseurs de la jambe sur la cuisse sont incapables de résister aux tentatives d'extension que l'on exerce au membre.

Les muscles de la région postérieure de la cuisse donnent à la palpation une sensation de mollesse toute particulière.

Les muscles adducteurs sont très diminués également, et ne font pas de saillie appréciable lorsqu'ils entrent en jeu et qu'on s'oppose à leur action

Les muscles abducteurs, au contraire, semblent bien conservés.

Le groupe musculaire antero-externe de la jambe est presque disparu, surtout à la partie supérieure, d'où formation d'une gouttière très marquée entre le tibia et le péroné.

L'équinisme du pied est assez prononcé.

Le groupe musculaire de la face postérieure de la jambe ne semble pa touché.

Les mouvements des orteils sont normaux.

La marche est tout à fait particulière.

Le corps est penché en arrière, afin de déplacer le centre de gravité l'ensellure lombaire est alors très prononcée, le malade met ses avant-bras derrière son dos pour mieux tenir son équilibre et lorsqu'il avance, il imprime un mouvement de balancement au tronc et projette en avant et en dehors l'une et l'autre jambe alternativement. Il steppe en progressant. Dans le mouvement de projection de ses jambes, la pointe du pied rase le sol, les différents segments semblent, pour ainsi dire, disloqués, et ressemblent a des jambes de polichinelle, suivant la comparaison qu'on peut leur appliquer. Si le pied rencontre un obstacle, ce qui est fréquent, puisqu'il ne peut s'élever au-dessus du sol, le malade ne peut l'éviter et tombe fatalement.

Enfin, lorsque de la position assise, le malade veut passer à la position debout, il est, là encore, obligé d'avoir recourt à certains artifices, il prend avec son coude gauche un point d'appui sur la cuisse du même côté et soulève tout d'abord le côté droit du corps; lorsque celui-ci à commencé le mouvement de redressement, le côté gauche le suit.

En un mot, qu'il s'agisse des membres supérieurs ou des membres inférieurs, le malade est obligé d'avoir recours à certains stratagèmes pour appliquer les différents segments de ses membres d'une façon efficace aux différents actes de la vie.

Les *réflexes* patellaires sont normaux, les réflexes cutanés de même.

Pas de contractions fibrillaires.

Pas de troubles trophiques.

Les sphincters fonctionnent normalement.

L'Observation de M... Arthur est intéressante à différents points de vue. En effet, l'atrophie de ce malade reproduit exactement le type décrit par Duchenne sous le nom d'atrophie musculaire progressive à type infantile. Nous y trouvons l'hérédité, l'atrophie des muscles de la face et des différents muscles des membres et du tronc. Mais, nous voyons aussi que cette atrophie est répartie inégalement, puisque certains groupes musculaires, bien conservés, se retrouvent au milieu de muscles presque complètement disparus. Les muscles annexés à des appareils spéciaux fonctionnent normalement. L'examen électrique nous montre bien qu'il y a une diminution de la contractilité galvanique et faradique sans réaction de dégénérescence cependant.

En résumé, c'est là la myopathie atrophique progressive telle que nous l'avons prise comme type de notre description dans le chapitre de symptomatologie.

Observations II. — Première période. — *Atrophie musculaire progressive chez un jeune homme de 20 ans. Début à l'âge de* **2 ans** *par l'atrophie des muscles de la face qui fut le seul symptôme de la maladie jusqu'à l'âge de treize ans. Apparition à cette époque de l'atrophie des muscles des membres supérieurs.*

Deuxième période, 1888. — *Marche progressive de l'atrophie.*

Troisième période, 1893. — *Atrophie des muscles de la face et des membres supérieurs. Prédominance de l'atrophie au bras gauche. Avant-bras droit plus atrophié que le gauche. Atrophie des muscles de la ceinture scapulaire. Atrophie commençante des muscles de la cuisse. Abolition des réflexes patellaires. Pas de contractions fibrillaires. Pas de troubles de sensibilité.*

Le nommé M... (Léopold), né en 1873, exerçant la profession de cordonnier, est, sur la demande du Dr Déjerine, amené par son frère dans son service de Bicêtre le 31 janvier 1886.

Ses antécédents morbides personnels se réduisent à une rougeole à l'âge de quatre ans, une scarlatine à l'âge de cinq ans. Enfin il eut des bronchites répétées jusqu'à l'âge de sept ans.

Déjà, vers l'âge de 2 ans, ses parents remarquèrent que dans le sommeil les yeux ne se fermaient pas complètement.

Vers l'âge de 10 ans, les yeux devinrent plus saillants qu'ils n'étaient auparavant.

Le malade n'a jamais pu siffler.

Vers 1886, les bras perdent de leur force, les mouvements ne sont plus aussi faciles, les jambes présentent un certain degré de faiblesse; la tête commence à proéminer, la colonne cervicale fait saillie en arrière.

Voici l'observation telle qu'elle a été prise à cette époque.

C'est un enfant de taille au-dessous de celle des enfants de son âge; il paraît bien portant.

En le voyant venir, on reconnaît déjà à distance les caractères du facies myopathique : expression bêta de la physionomie qui est atone et placide. Déformation des lèvres : la lèvre inférieure est grosse et renversée en dehors; la supérieure proémine en avant (*lèvre de tapir*), caractère très net lorsqu'on regarde le malade de profil.

Le rire est tout à fait caractéristique, il rit transversalement (*rire triste*), les zygomatiques ne fonctionnent plus.

Il est impossible au malade de faire la moue. Il siffle mal et difficilement.

Les orbiculaires des paupières sont égalements atteints; le malade peut bien fermer les yeux, mais seulement en faisant effort. En effet, si on lui dit de fermer les yeux, les paupières n'arrivent pas au contact et la sclérotique est visible dans une étendue de quatre à cinq millimètres. Ce n'est que lorsqu'on lui dit de fermer les yeux très fort que les paupières peuvent arriver au contact.

Le frontal est également pris, le malade peut bien rider son front, mais moins qu'à l'état normal. Les sourciliers sont peu atteints. Intégrité des muscles des yeux, de la langue, du pharynx et du larynx.

Tronc. — Amaigrissement des muscles de la ceinture scapulaire, début de l'atrophie dans les grands pectoraux.

Le reste de la musculature du corps paraît intact.

Abolition du réflexe patellaire des deux côtés, intégrité de la sensibilité générale et spéciale, et des sphincters.

Pas de rétraction musculaire.

Pas de contractions fibrillaires.

La force musculaire des membres est partout normale.

Deuxième période. — Les malade est revu un an après, le 27 février 1888.

Même état de la face.

Les omoplates à l'état de repos sont plus ailées qu'au premier examen et la gauche l'est un peut plus que la droite.

Quand on fait tenir au malade les bras en avant, l'angle interne est plus détaché que l'angle inférieur.

Le deltoïde du côté gauche est plus atrophié qu'en 1886.

Pour le reste des muscles, même état qu'à la première période.

Les réflexes patellaires sont diminués des deux côtés.

Troisième période. — Enfin, nous avons examiné M... (Léopold), le 18 mars 1893.

Voici le résultat de notre examen :

Face. — Le malade est absolument incapable de fermer complètement les yeux, et normalement, la sclérotique reste toujours à découvert dans une étendue de près de 0,01 centimètre. Même lorsqu'on lui dit de faire effort, pour amener l'occlusion de la fente palpébrale, il ne peut y arriver et on peut voir une bandelette scléroticale de trois ou quatre millimètres entre les bords palpébraux.

Le frontal est certainement pris, les mouvements qu'il peut imprimer aux téguments sont certainement beaucoup moins prononcés qu'à l'état normal, mais il jouit néanmoins d'une certaine intégrité.

En effet, le malade peut rider son front, il peut même imprimer des mouvements assez rapides à son cuir chevelu.

De même, les sourciliers sont peu atteints.

Les modifications de l'orbiculaire des lèvres sont sensiblement les mêmes qu'en 1886, il ne peut ni faire la moue, ni siffler. S'il siffle c'est avec ses arcades dentaires plutôt qu'avec ses lèvres proprement dites.

De même que son frère, Arthur, il lui est impossible de boire à la bouteille, mais il retient bien ses aliments dans sa bouche.

Intégrité des muscles de la langue, du voile du palais, du pharynx, du larynx, de la mastication.

Dans la position normale, le malade présente une attitude particulière. Sa tête, sans être penchée en avant, a subi une sorte de propulsion en masse déterminée par l'incurvation de la colonne cervicale qui forme une saillie, surtout prononcée au niveau de la cinquième et de la sixième

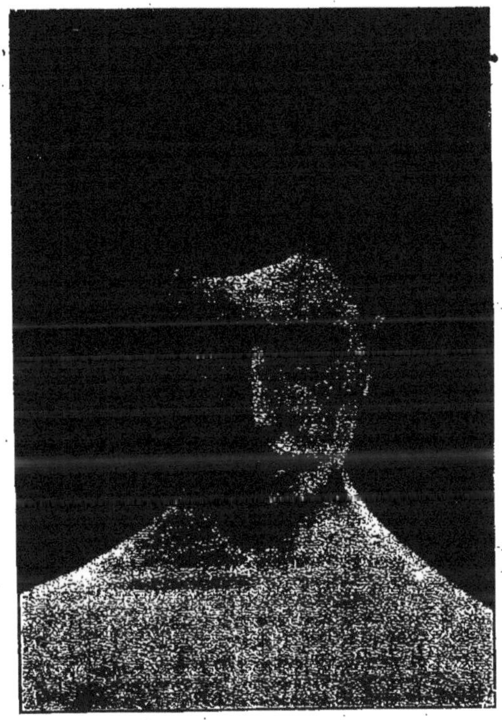

OBSERVATION II.
M... Léopold, 20 ans ; (Hospice de Bicêtre).

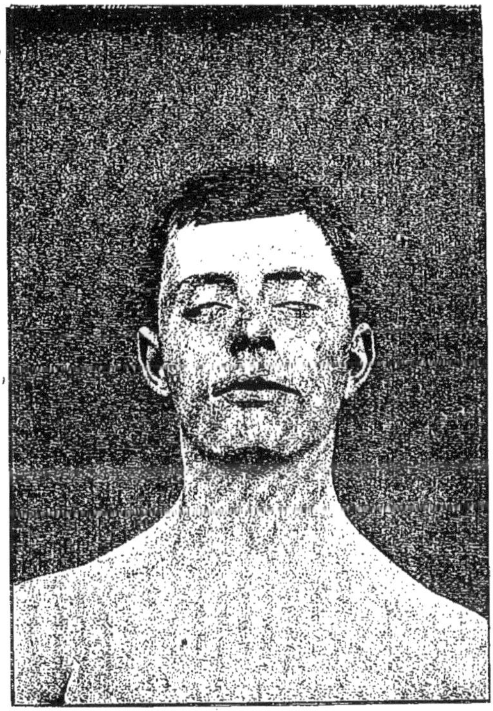

Observation II.

M... Léopold, 20 ans ; (Hospice de Bicêtre).

(Hiatus palpébral au summum des efforts pour fermer les yeux).

vertèbres cervicales. De plus, la tête est inclinée légèrement sur l'épaule droite, tandis que la face regarde un peu du côté opposé.

Ce torticolis est dû à l'atrophie du muscle sterno-cléido-mastoïdien du côté gauche.

Membres supérieurs. — Les deltoïdes sont très atrophiés de chaque côté, quoique encore très appréciables à la palpation; l'abduction du bras à 45 degrés environ se fait avec une grande facilité, mais il est impossible de porter cette abduction à une limite supérieure.

Les sus et sous-épineux semblent bien conservés, il en est de même des sous-scapulaires, si l'on en juge du moins par les mouvements de rotation en dedans et en dehors du bras qui s'exécutent avec la plus grande facilité.

Le bras droit est plus volumineux que le gauche ce qui contraste singulièrement avec le volume des avant-bras qui est en raison inverse de celui des bras, c'est-à-dire qu'au bras droit volumineux, correspond un avant-bras diminué de volume, et qu'au bras gauche atrophié correspond un avant-bras ayant conservé à peu près ses dimensions normales.

A sa partie moyenne, le bras droit mesure 0,20 centimètres de circonférence, tandis que le gauche n'en mesure que 0,17.

Du côté droit, le biceps et le brachial antérieur sont presque complètement disparus; si l'on commande au malade de fléchir son membre supérieur, celui-ci étant primitivement en extension, il ne peut y arriver sans imprimer tout d'abord une sorte d'élan à son avant-bras; ou bien s'il y arrive, ce n'est pas son biceps qui entre en jeu, mais bien son supinateur, ce que l'on voit très nettement avec un peu d'attention.

Si, l'avant-bras étant fléchi sur le bras, on prie le malade de résister aux tentatives d'extension, outre qu'on ramène le membre dans la rectitude avec la plus grande facilité, on ne voit pas le biceps faire de saillie sous les téguments, comme cela s'observe dans de semblables conditions chez l'homme sain; de plus la palpation ne révèle qu'un cordon de la grosseur du doigt en place du biceps normal.

Le triceps gauche est un peu mieux conservé, bien que très diminué de volume.

A droite, le biceps, le brachial antérieur et le triceps semblent bien conservés, ils forment, dans l'effort, un relief très marqué sous les téguments, et sont capables d'une grande résistance lorsqu'on essaie de vaincre leur action lorsqu'ils entrent en jeu.

Adipose sous-cutanée assez marquée.

Pas de rétraction musculaire.

Les avant-bras, nous l'avons dit, sont de volume différent; le gauche est plus gros que le droit.

Le gauche mesure en effet, 0,22 de circonférence à 0,10 de l'épicondyle et le droit à 0,205 seulement.

Les muscles fléchisseurs sont bien conservés et, en effet, le malade résiste aux tentatives d'extension de la main sur l'avant-bras, mais tandis que les muscles fléchisseurs semblent avoir conservé toute leur puissance du côté gauche, ils sont, au contraire, fortement touchés à droite.

En effet, à gauche, le malade résiste aux tentatives de la flexion de la main sur l'avant bras, tandis qu'à droite, la résistance est nulle.

Le dynamomètre donne une force de 13 kilogrammes à gauche et de 8 à droite.

Mains. — A gauche tous les mouvements sont possibles et s'exécutent avec la plus grande facilité.

A droite, le malade n'arrive que péniblement à étendre complètement ses doigts.

Les éminences thénars et hypothénars semblent normales et le pouce exécute ses différents mouvements d'une façon normale.

Tronc. — La partie supérieure du tronc présente une asymétrie très appréciable; la partie droite semble moins large que la partie gauche et l'épaule droite est plus élevée que la gauche.

En avant, l'atrophie des muscles, Grands Pectoraux est très marqués, la partie supérieure du thorax est aplatie et pour ainsi dire creusée en gouttière. Les côtes sont facilement accessibles à la palpation et se dessinent même sous les téguments dans une grande étendue, puisque les pectoraux ont disparu en partie.

En arrière, atrophie des trapèzes, mais cette atrophie est irrégulière. En effet, le faisceau claviculaire de ce muscle semble bien conservé et le malade élève les épaules avec la plus grande facilité, tandis que la partie qui prend ses insertions sur la colonne vertébrale est presque entièrement disparue.

Les rhomboïdes n'existent plus.

Par suite de l'atrophie de ces muscles, les omoplates sont ailées, fortement détachées du thorax, remontées, pour ainsi dire, et situées de telle façon que l'angle inférieur est porté en dedans, tandis que le bord spinal est incliné de haut en bas et de dehors en dedans. Ces omoplates, détachées de telle façon qu'on introduit facilement la main entre elles et la cage thoracique, sont, nous l'avons déjà dit, doublées sur leurs deux faces des muscles sus et sous-épineux, sous-scapulaires d'une intégrité parfaite.

Les muscles de la masse sacro-lombaire semblent normaux, et bien que le malade présente une ensellure très prononcée, il exécute avec la plus grande facilité les différents mouvements de flexion ou d'extension du tronc sur le bassin.

Il passe d'ailleurs très facilement de la position horizontale à la position assise sans le secours de ses mains.

Le périmètre thoracique est de 0,74 au-dessus du mamelon.

Membres inférieurs. — Les fesses ne présentent rien de particulier.

Le triceps est diminué de volume à droite et le malade, en effet, ne peut résister au tentatives de flexion de la jambe sur la cuisse, lorsque le membre est en extension et qu'il fait effort pour maintenir cette attitude.

D'ailleurs, tandis que la mensuration circonférencielle prise à 0,10 centimètres de la tubérosité externe du fémur donne 0, 30 cent. à droite, elle ne donne 0,26 à gauche.

A droite, en effet, le triceps semble avoir conservé son volume normal.

Les muscles des jambes ne semblent pas modifiés ni d'un côté, ni de l'autre et cependant la flexion du pied sur la jambe est absolument impossible des deux côtés. Les pieds présentent tous deux, mais surtout le droit, un léger degré d'équinisme.

En marchant, le malade ne peut relever la pointe du pied, laquelle rase le sol et bute fréquemment.

Les mouvements des orteils s'exécutent normalement.

Les *réflexes* patellaires sont abolis dans les deux membres, les réflexes olécraniens sont considérablement diminués.

OBSERVATION II.
M... Léopold, 20 ans ; (Hospice de Bicêtre).

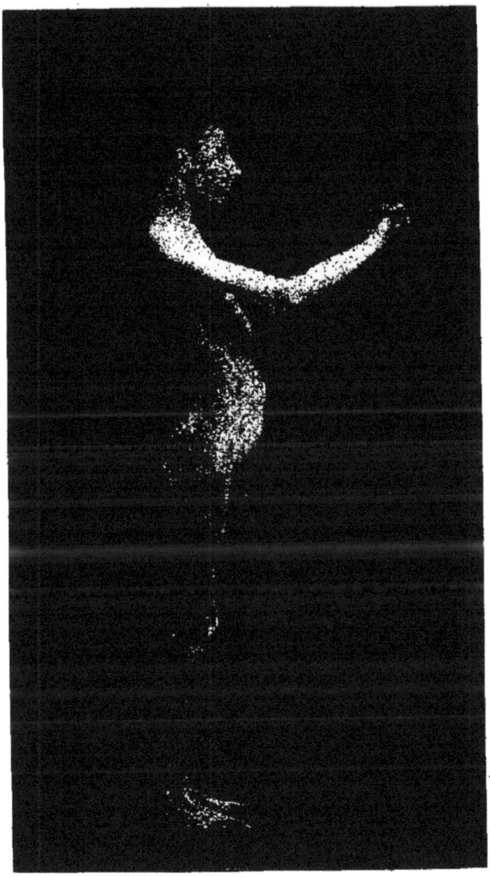

Observation II.
M... Léopold, 20 ans ; (Hospice de Bicêtre).

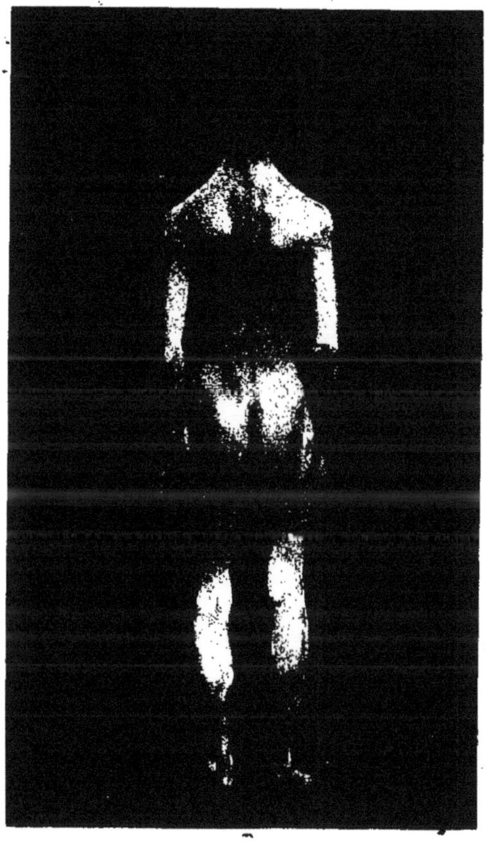

OBSERVATION II.
M... Léopold, 20 ans; (Hospice de Bicêtre).

Pas de troubles sphinctériens.
Pas de contractions fibrillaires.
Pas de troubles de sensibilité.
Pas de troubles trophiques.

Dans cette Observation, nous voyons que l'atrophie a débuté à un âge beaucoup moins avancé que chez le malade précédent, du moins d'après les renseignements fournis par la famille, et, cependant, l'atrophie a eu une marche moins rapide. En effet, les membres supérieurs sont atrophiés inégalement. M... Léopold n'est pas encore un impotent. Les muscles de la face sont très pris et ce sont eux, en effet, qui ont été pris, en premieur lieu. Cependant, chez ce malade, nous ne voyons pas encore nettement l'atrophie des muscles des membres inférieurs, ce n'est qu'un examen poussé un peu loin qui peut révéler la diminution de volume de certains d'entre eux. C'est donc ci à un type facio-scapulo-huméral presque pur que nous avons à faire. Là encore, nous trouvons la conservation de certains muscles à côté de l'atrophie très prononcée de certains autres.

Observation III. — Première période. — *Atrophie musculaire progressive chez un jeune homme de 28 ans. Début vers l'âge de* **16 ans** *par l'aplatissement du thorax. A vingt ans, atrophie des muscles des bras et des muscles de la ceinture scapulaire.*

Deuxième période, 1891. — *Les muscles innervés par le facial inférieur sont pris seuls. Atrophie des muscles des membres supérieurs. Diminution des réflexes patellaires. Pas de troubles de sensibilité.*

Troisième période, 1893. — *Atrophie des muscles de la face. Atrophie des muscles des membres supérieurs. L'atrophie commence à envahir les muscles des membres inférieurs. Modification des réflexes patellaires. Pas de troubles de sensibité. Pas de contractions fibrillaires.*

M... (Léon), né en 1865, cordonnier, est examiné dans le service du Dr Déjerine, amené par son frère.

Il a toujours été bien portant, et n'a aucun antécédent morbide personnel.

Il a fait remonter à l'âge de 16 ans, l'aplatissement que la poitrine présente dans sa partie supérieure. D'après lui, en travaillant de son état de cordonnier, il inclinait le torse en avant, la poitrine appuyant contre la forme, la pression s'exerçant alors sur le sternum.

A 20 ans, il fut pris pour le service militaire. Au régiment, il s'aperçut d'une faiblesse des bras qui l'empêchait de faire de la gymnastique. Il avait aussi une grande difficulté à porter le sac. Pendant les onze mois de service qu'il fit, l'atrophie des muscles thoraciques semble avoir fait de grands progrès. Le malade se rappelle fort bien que l'on dût à diverses reprises rétrécir sa tunique.

Il fut réformé au bout d'un an de service pour néphrite albuminurique.

Depuis cette époque, les forces ont sensiblement diminuées, et la faiblesse a fait de grands progrès surtout depuis le début de l'année 1891.

Examiné le 24 juin 1891.

Voici ce qu'il présente :

La face est peu touchée. A première vue, l'atrophie n'est guère visible. Cependant, le malade ne peut pas siffler. Le rire est transversal, mais cet aspect caractéristique est moins accusé que chez les deux autres frères.

L'occlusion complète des yeux est possible.

Quand on fait déshabiller le malade, on note une disparition complète des muscles pectoraux, si bien que l'on peut voir, sous la peau, les saillies du squelette. Celui-ci semble du reste atteint en ce sens qu'il existe une sorte de retrait de la portion supérieure du thorax. La face antérieure de la cage thoracique et surtout la partie supérieure du sternum sont fortement excavées.

En arrière, quand le malade tient les bras allongés le long du corps, il existe une forte saillie du bord interne des omoplates qui se détachent du thorax. On peut facilement insinuer le bord de la main entre le thorax et la face antérieure de l'omoplate.

Les fosses sus-épineuses et sous-épineuses sont peu musclées.

Le deltoïde est fortement atrophié et on sent facilement à travers ce muscle les saillies de l'acromion et de l'apophyse coracoïde.

Le biceps et le brachial antérieur sont peu développés. La saillie du biceps a considérablement diminué depuis plusieurs années.

L'avant-bras et la main sont bien musclés.

Les mouvements des membres supérieurs s'exécutent assez bien, sauf le mouvement d'élévation du moignon de l'épaule qui se fait lentement et péniblement.

La force de l'épaule et du bras est notablement diminuée : le malade ne peut rien porter sur les épaules. Il éprouve une grande difficulté à soulever un seau d'eau.

Les atrophies musculaires sont absolument symétriques.

Les muscles de l'abdomen, du bassin, des membres inférieurs sont très développés.

Le *réflexe patellaire*, très peu accentué, presque disparu à droite est plutôt exagéré à gauche.

Le malade se plaint d'un certain degré de faiblesse de jambe droite, mais, à l'inspection et à la palpation, il n'existe aucune différence entre les deux membres inférieurs.

La *sensibilité* est normale.

Affaiblissement de la vue depuis plusieurs années.

Examiné de nouveau le 20 mars 1893.

Voici le résultat de cet examen :

Face. — La face ne frappe pas au premier abord, comme chez ses deux frères, par des modifications profondes, et ce n'est qu'à un examen poussé un peu loin, qu'on peut voir que certains muscles sont le siège d'altération.

En effet, les yeux ne sont pas saillants, mais le malade ne peut les fermer complètement, quelque effort qu'il puisse faire et lorsqu'on lui commande de faire agir vigoureusement ses orbiculaires, les bords palpébraux restent distants de deux à trois millimètres, on aperçoit toujours, dans l'intervalle, une bandelette de sclérotique.

D'ailleurs, le malade avait déjà remarqué cette anomalie alors qu'il était au régiment.

Lorsqu'il était au tir à la cible, il ne pouvait jamais fermer complètement l'œil gauche.

Le front est lisse, il ne peut le rider à volonté.

Les sourcilliers fonctionnent normalement.

Les lèvres présentent leur aspect normal, peut-être un peu saillantes en avant cependant; la fente buccale semble élargie.

Le malade ne peut siffler, ou s'il le fait, c'est entre ses dents, comme son frère Léopold, mais c'est là le seul acte dont soient incapables les lèvres, car il peut faire la moue, il peut spontanément les renverser en dedans, comme dans l'acte de se mordre les lèvres.

Si on le fait rire, sa bouche s'élargit, il présente un certain degré de rire transversal caractéristique.

Cependant, nous le répétons, il faut faire un examen attentif pour remarquer ces particularités.

Il est vrai qu'en voyant le malade, on est déjà frappé, quand on est prévenu par l'aspect spécial de la physionomie qui semble triste, un peu étonnée.

Les muscles de la langue, du voile du palais, du pharynx, du larynx, de la masticaton sont absolument normaux.

Membres supérieurs. — Les deltoïdes sont assez fortement touchés, mais le deltoïde droit est plus atrophié que le gauche.

Les apophyses acromiales et coracoïdiennes sont directement accessibles à la palpation, l'épaule est aplatie et présente une ligne de démarcation très nette avec le bras dont elle est séparée par une dépression en coup de hache.

Les mouvements d'abduction du bras se font cependant avec vigueur et peuvent être portés jusqu'à 90 degrés, le malade peut également mettre les mains sur sa tête, mais, lorsque le bras est en abdution et qu'on tente de le rapprocher du corps, en commandant de résister, on y arrive avec la plus grande facilité, mais c'est surtout à droite que la résistance est faible.

Le biceps et le brachial antérieur semblent sains aussi bien à droite qu'à gauche, et, en effet, ils forment leur saillie normale sous les téguments, mais, si le bras étant en flexion, on prie le malade résister au mouvement d'extension qu'on imprime à l'avant-bras, alors le membre gauche offre une résistance très appréciable, il n'en est plus de même à droite où cette résistance est absolument nulle.

Il en est de même pour le triceps, qui est complètement incapable de s'opposer au mouvement de flexion de l'avant-bras sur le bras, surtout du côté droit.

Les avant-bras semblent normaux, où, du moins, ne révèlent pas à la vue, de modifications profondes dans les masses musculaires sous-jacentes.

Le long supinateur, les radiaux sont sains; les mouvements que commandent ces muscles s'exécutent comme d'habitude.

Les muscles extenseurs et fléchisseurs semblent également bien conservés si on en juge par les mouvements qu'ils déterminent, mais que, la main étant en flexion sur l'avant-bras, on commande au malade de résister au mouvement d'extension ou que, inversement, on tente de ramener en flexion la main en extension, on constate alors que la résistance musculaire est absolument nulle à droite, tandis qu'elle se manifeste encore avec une certaine énergie du côté gauche.

D'ailleurs, le dynamomètre révèle une différence notable entre les deux membres, tandis que, à gauche, on a une force de 15 kilogrammes à droite, la force tombe à 10 kilogrammes.

Les mains sont normales, les éminences thénars et hypothénars ne présentent pas d'amaigrissement marqué.

Il faut bien dire cependant qu'à cette diminution des forces du côté droit ne correspond pas une diminution de volume du membre. En effet, à sa partie moyenne le bras droit mesure 0,25 centimètres et le gauche en mesure 0,24; l'avant-bras droit mesure de même 0,25 et le gauche 0,24. Cette dernière mensuration étant prise à 0,10 centimètres de l'épicondyle.

Adipose sous-cutanée très marquée.

Pas de rétraction musculaire.

Réflexe olécranien conservé des deux côtés, surtout à gauche.

Tronc. — Vu de face, on constate un aplatissement très prononcé de la partie supérieure du thorax, aplatissement d'autant plus manifeste que la paroi abdominale, très développée, vient proéminer au-dessous de la poitrine.

Outre l'aplatissement du thorax, le sternum semble creusé en gouttière à sa partie supérieure.

Les muscles pectoraux sont très atrophiés surtout dans leur faisceau claviculaire, tandis que, au contraire, les faisceaux costaux semblent assez bien conservés.

L'épaule gauche est plus élevée que la droite, la saillie du trapèze est plus accentuée à gauche qu'à droite, et, cependant, les mouvements d'élévation des épaules sont aussi vigoureux d'un côté que de l'autre.

En arrière, on observe un degré très notable d'écartement des omoplates qui semblent ailées.

Mais l'omoplate droite est beaucoup plus détachée que la gauche.

Cependant, chez ce malade, les deux omoplates ont conservé leur position et leur direction normales. Les sus-épineux, sous-épineux et les sous-scapulaires sont bien conservés, les mouvements de rotation du bras, en dedans et en dehors se font sans aucune difficulté.

Le périmètre thoracique est de 0,85.

Les muscles de la masse sacro-lombaire, les muscles abdominaux ne semblent pas touchés, le malade passe avec la plus grande facilité de la position horizontale à la position assise, sans le secours de ses mains.

Membres inférieurs. — Les membres inférieurs ne présentent pas de modifications visibles, mais le malade se plaint d'une grande faiblesse de la jambe droite qui fléchit souvent sous le poids du corps pendant la marche.

Du reste, cette faiblesse est assez grande pour entraîner la chute. A droite, en effet, le malade ne peut résister aux tentatives de flexion ou d'extension de la jambe sur la cuisse.

La mensuration circonférencielle de l'une et de l'autre cuisse prise à 0,10 centimètres de la tubérosité externe du fémur a donné 0, 34 à droite et 0,35 à gauche.

Les muscles de la région antéro-externe de la jambe semblent un peu diminués à droite, surtout à la partie supérieure, où l'on voit un méplat qui n'existe pas dans le membre opposé.

A droite, en effet, les mouvements de flexion, d'abduction et d'adduction du pied sont impossibles ou, pour mieux dire, ne se font que dans des limites très restreintes.

Le *réflexe patellaire* exagéré à droite, est peu marqué à gauche.

Dans la marche, il y a un léger steppage de la jambe droite; le malade projette déjà sa jambe pour la porter en avant de l'autre; le pied rase le sol et, en se détachant, présente un degré assez prononcé d'équinisme.

Pas de troubles de sensibilité.

Pas de contractions fibrillaires.

Les sphincters fonctionnent normalement.

Chez M... Léon, l'atrophie a débuté vers l'âge de 16 ans, et, suivant la règle énoncée par MM. Landouzy et Déjerine, nous ne devons plus nous trouver en présence du type facio-scapulo-huméral de l'atrophie, mais bien du type scapulo-huméral. C'est, en effet, ce qui a lieu. Cependant, ce malade ne présente pas le type scapulo-huméral pur ; c'est plutôt un type de transition entre la forme scapulo humérale et la forme facio-scapulo-humérale. Car si, pendant un certain nombre d'années, l'atrophie est restée localisée aux membres supérieurs, on a vu se surajouter l'atrophie des muscles de la face; mais cette atrophie ne porte pas sur tous les muscles faciaux, mais seulement sur les muscles innervés par le facial inférieur. Les remarques relatives à la conservation de certains muscles, que nous avons faite pour les deux Observations précédentes, s'appliquent également à celle-ci.

En résumé, nous voyons que, dans une même famille, trois enfants, pour lesquels l'hérédité myopathique est incontestable, ne présentent pas tous le même type d'atrophie.

L'aîné est un myopathique complet ; face, membres supérieurs, membres inférieurs, tronc, sont pris ; le troiisème est un facio-scapulo-huméral presque pur, et le second, au contraire, sert de transition entre les deux autres, puisque sa face n'est pas entièrement prise et que les muscles innervés par le facial inférieur seuls sont touchés.

Observation IV. — *Atrophie musculaire progressive chez un homme de 40 ans. Début vers l'âge de* **20 ans** *par les muscles des membres supérieurs. La face se prend ensuite, lèvres grosses, saillantes, rire particulier. L'orbiculaire des paupières n'est pas touché. Atrophie musculaire des membres et du tronc. Intégrité des muscles annexés à des appareils spéciaux. Pas d'hypertrophie musculaire. Sensibilité normale. Diminution des réflexes patellaires. Diminution de la contractilité faradique et galvanique sans réaction de dégénérescence.*

Mort. — *Le malade succombe à une pneumonie.*

Autopsie. — *Intégrité de la moëlle épinière et des nerfs musculaires. Atrophie simple du faisceau primitif avec multiplication très marquée des noyaux musculaires. Hypertrophie de quelques faisceaux primitifs dans certains muscles. Dans les muscles très atrophiés, lipomatose interstitielle légère sans sclérose musculaire véritable.*

Le nommé L..., âgé de 40 ans, exerçant la profession de tanneur, entre le 20 septembre 1886, à Bicêtre, salle Laënnec, dans le service du Docteur Déjérine.

Son *père* est mort à 78 ans. — Sa *mère* est morte à 57 ans, elle était atteinte de paralysie consécutive à une hémorrhagie cérébrale.

Les renseignements sur les grands parents font complétement défaut.

Treize frères ou sœurs que le malade a perdus de vue depuis longtemps, et sur lesquels, par conséquent, il ne peut donner aucun renseignement. Deux de ses sœurs sont mortes, l'une à 15 ans, l'autre à 50 ans, de maladie indéterminée.

A l'âge de 20 ans, en 1866, il eut une forte attaque de nerfs, resta une quinzaine de jours sans pouvoir parler et fut soigné à cette époque à l'hôpital de Reims où il resta trois mois.

C'est également à ce moment qu'apparurent dans les membres supérieurs, des douleurs ayant les caractères de douleurs fulgurantes.

A sa sortie de l'hôpital, L..., reprit son métier, mais il remarqua que ses forces diminuaient et que son travail lui semblait beaucoup plus pénible qu'auparavant. Cette diminution des forces n'avait d'ailleurs presque exclusivement frappé que les membres supérieurs.

Du reste, en même temps, le malade s'aperçut que ses membres supérieurs étaient le siège d'un amaigrissement notable :

L'atrophie présentait alors le type scapulo-huméral, mais deux ans après son début, elle envahit les membres inférieurs.

En 1871, L... fit à Paris une série de séjours dans différents services, à Laënnec, à l'Hôtel-Dieu, à la Charité.

En 1879, il resta 15 mois à l'hôpital de Sedan, puis revient à la Charité,

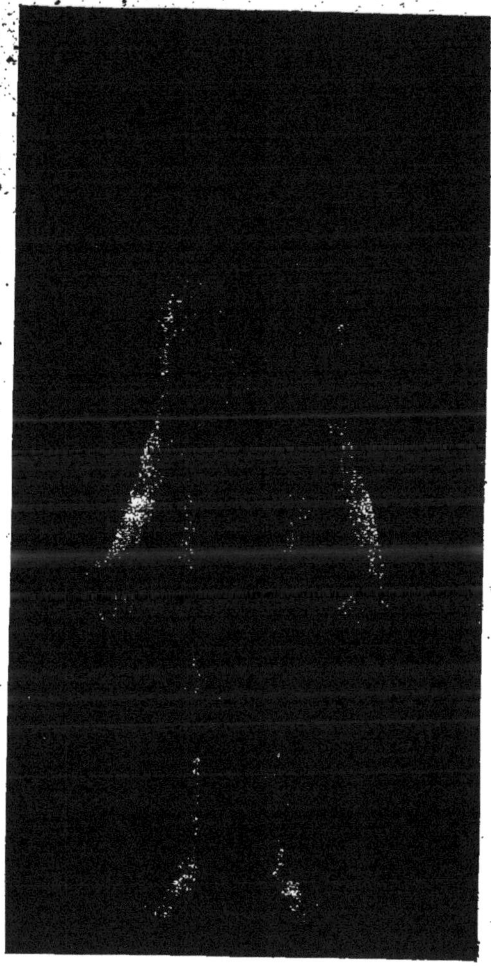

Observation IV.
L..., 40 ans ; (Hospice de Bicêtre).

à la Salpêtrière et enfin entra à Bicêtre, en 1886, dans le service du Dr Déjerine.

Voici l'état dans lequel il était le 9 mai 1887.

Membres supérieurs. — Les muscles de l'épaule et des bras sont trsè atrophiés.

La poitrine est aplatie en avant et en haut, les épaules font saillie en avant et les omoplates, attirées en haut, apparaissent dans le triangle sus-claviculaire.

L'atrophie est sensiblement symétrique, les deltoïdes très atrophiés, sont également pris des deux côtés.

Les grands pectoraux sont réduits à l'état de lamelles.

L'humérus n'est plus recouvert que par quelques vestiges de tissu musculaire.

Les triceps ont complètement disparu, et les biceps sont réduits au volume du petit doigt.

Les deltoïdes, les moins atrophiés des muscles du bras présentent les particularités suivantes; quand ils se contractent, dans les mouvements d'abduction, leur partie moyenne, seule conservée, fait une saillie hémisphérique très nette.

Aux avant-bras, le long supinateur et les radiaux ont disparu de chaque côté.

A gauche, les extenseurs de la main et des doigts sont diminués de volume.

A droite, ces mêmes muscles ont conservé leur volume normal.

Les fléchisseurs sont conservés à droite et la force musculaire est très prononcée dans l'acte de serrer la main.

A gauche, les fléchisseurs sont diminués de volume, bien que la force soit assez prononcée.

Les mouvements de flexion et d'extension des bras est à peu près impossible.

Les muscles de la main sont parfaitement intacts, à droite et à gauche (peut-être, l'adducteur du pouce est-il un peu diminué de volume à gauche).

Tronc. — L'angle interne de l'omoplate est remonté par suite de l'atrophie du trapèze et des rhomboïdes.

Pas de déviation de la colonne vertébrale.

Face. — La face présente une saillie très nette de la lèvre inférieure, surtout dans sa moitié droite.

Rire transversal caractéristique.

Impossibilité de siffler et de faire la moue.

A droite, les zygomatiques fonctionnent encore; à gauche, ils sont incapables de toute contraction.

Intégrité de l'orbiculaire des paupières.

En effet, le malade peut fermer les yeux complètement.

Il ne peut froncer les sourcils.

Le frontal fonctionne bien.

Intégrité absolue des muscles de la langue, du voile du palais, du larynx, du pharynx, de la mastication.

Membres inférieurs. — Atrophie très nette des cuisses, un peu plus marquée à droite et portant sur les extenseurs et les fléchisseurs.

Les fessiers sont également diminués de volume, surtout à droite.

Aux jambes, léger amaigrissement du groupe antero-externe, surtout accentué à gauche.

Pas de déformation des pieds.

Dans le vaste externe du côté droit, on constate, quoique d'une façon moins nette, un phénomène analogue à celui que présente les deltoïdes, c'est-à-dire l'apparition d'une véritable boule musculaire lors de sa contraction.

Les réflexes rotuliens sont diminués.

La sensibilité n'est altérée dans aucune de ses modalités, soit tactile, soit douloureuse, soit thermique.

L'état général est satisfaisant.

L'examen électrique des muscles a été pratiqué le 21 janvier 1888, en voici le résultat :

État de la contractibilité. — Appareil à chariot. — Méthode polaire. — Minimum d'excitation sur l'homme sain = 10 centimètres et demi.

MEMBRES SUPÉRIEURS

		A DROITE	A GAUCHE
Avant-bras. —	Extenseurs	1	à 0 . . rien
	Extenseur du pouce	6	à 0 . . rien
	Cubital postérieur	7	6
	Fléchisseurs	9	10
	Eminence thénar	4	7
	Interosseux	3	6
	Radiaux	8	4
	Long supinateur	8	à 0 . . rien
Bras. —	Biceps	8	5
	Triceps	6	1
	Deltoïde faisceau antérieur	8	5
	Deltoïde faisceau postérieur	3	4
	Grand pectoral	9	5
	Trapèze	2	4
	Sus-épineux	3	4
	Sous-épineux	1	7
	Rhomboïde	7	6
	Grand dentelé	8	6
Face. —	Orbiculaire des paupières et frontal	9	9
	Orbiculaire des lèvres	7 1/2	7 1/2
Cuisse. —	Triceps	8	2
Jambe. —	Muscles antero-externes	à 0 rien	7
	Triceps sural	9	8

Etat de la contractibilité galvanique. — Appareil de Gaiffe avec commutateur et galvanomètre.

Déltoïde gauche à 10 m.·. NFC > PCF.

Fléchisseurs de l'avant-bras gauche à 3 m.·. NFC = PFC. contractibilité presque égale.

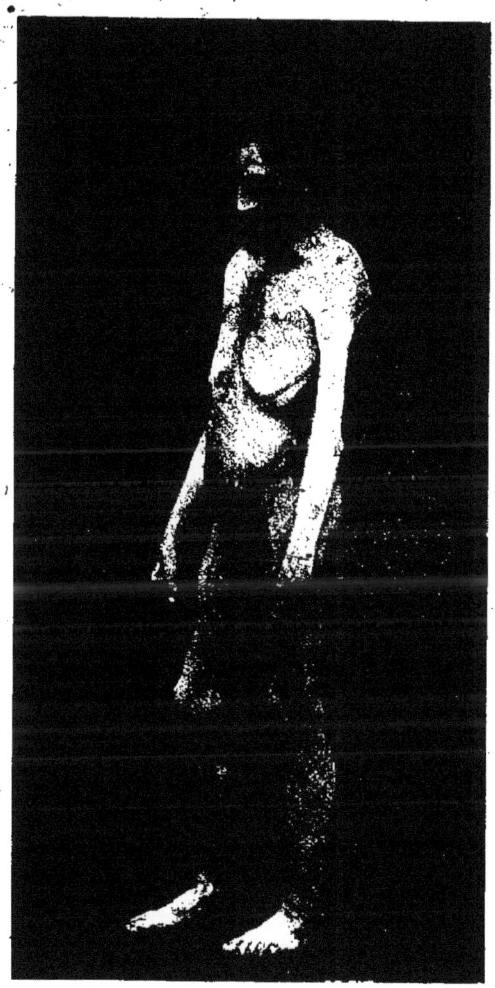

Observation IV.
L..., 40 ans ; (Hospice de Bicêtre.)

Extenseurs de l'avant-bras gauche à 5ᵐ.·. NFC > PFC.

Fléchisseurs de l'avant bras droit à 3 ᵐ.·. NFC = PFC. contractibilité presque égale.

Extenseurs des doigts } à 5ᵐ.·. NFC > PFC.
Extenseurs de l'avant-bras droit }

Triceps de la cuisse droite à 12ᵐ.·. NFC > PFC.

Le malade succombe à une pneumonie le 30 mai 1891.

L'autopsie est pratiquée le lendemain, 26 heures après la mort.

Autopsie. — Rigidité cadavérique peu prononcée.

Tous les muscles des membres et du tronc ont été disséqués. A la face, l'orbiculaire des lèvres seul a été examiné.

Membres supérieurs. — Atrophie excessive des muscles *trapèze* et *rhomboïde* du *grand* et du *petit pectoral*, tous muscles très diminués de volume et à teinte jaunâtre ; les *sus-épineux* et *sous-épineux*, le *sous-scapulaire* sont normaux des deux côtés.

Les *deltoïdes* sont excessivement atrophiés et jaunes, surtout à leurs extrémités ; la partie moyenne de ces muscles, en effet, fait une certaine saillie et est moins décolorée que les extrémités.

Le *biceps*, le *brachial antérieur*, le *triceps* sont excessivement atrophiés des deux côtés et jaunâtres. Le biceps est réduit à une corde cellulo-fibreuse qui, dans son maximum d'épaisseur, a le volume de l'index. La portion moyenne qui contient les vestiges de la masse musculaire est d'une coloration gris jaunâtre, molle et renflée.

Aux avant-bras, le *long supinateur* et les *deux radiaux* sont réduits à l'état de minces lamelles jaunâtres ; à gauche, le *deuxième radial* est un peu moins atrophié.

Les *extenseurs* de la main et des doigts paraissent normaux ; les *fléchisseurs* de la main et des doigts ont leur volume et leur coloration rouge ordinaires.

Les muscles des mains, muscles de l'*éminence thénar* et *hypothénar*, muscles *interosseux*, sont intacts des deux côtés.

Les muscles de la colonne vertébrale, examinés, après enlèvement de la moelle épinière, ne paraissent pas nettement diminués de volume.

Membres inférieurs. — Les muscles du bassin, surtout le *grand fessier*, ont très atrophiés et jaunes. Ceux de la région antérieure de la cuisse sont également très diminués de volume, en particulier le *triceps*. L'atrophie est un peu plus marquée aux muscles de la région antérieure qu'à ceux de la région postérieure.

Aux jambes, le *groupe antero-externe*, est diminué des deux côtés, sans avoir cependant perdu de sa coloration.

Le *soléaire* et les *jumeaux* ne paraissent pas nettement diminués de volume.

Les *muscles de la plante des pieds* ont leur volume et leur coloration rouge ordinaires.

Tronc. — Les *intercostaux* et le *diaphragme* ont leur épaisseur et leur coloration normales.

Face. — L'*orbiculaire des lèvres* a, à peu près complètement disparu. Par la dissection, on ne trouve guère que quelques faisceaux jaunâtres sous la peau des lèvres.

Les gros troncs nerveux des membres, *médian, cubital, sciatique*, présentent leur volume et leur coloration ordinaires.

Examen histologique. — *Muscles*. — *Etat frais*. — L'*Orbiculaire des lèvres* et la portion moyenne du *deltoïde droit* ont été examinés par la dissociation et après action du picro-carmin.

Dans l'orbiculaire des lèvres, on ne retrouve que quelques fibres en voie d'atrophie simple avec multiplication des noyaux du sarcolemme.

Ces fibres sont très peu nombreux sur chaque préparation. Elles sont constituées surtout par des filaments conjonctifs, des gaînes de sarcolemme vides de leur contenue et des vésicules adipeuses en assez grand nombre.

Portion moyenne du deltoïde droit. — Par la méthode précédente, on constate les particularités suivantes :

1° fibres en voie d'atrophie simple, à striation normale, présentant tous les degrés de l'atrophie, depuis la fibre normale comme volume, jusqu'à celle qui n'est plus représentée que par une gaine de sarcolemme ne contenant qu'une ou deux rangées de sarcous-éléments Dans toutes ces fibres, les noyaux sont notablement multipliés.

2° Fibres en voie d'hypertrophie variant de 100 à 140 micromillimètres de diamètre, à striation normale et dont les noyaux sont notablement hyperplasiés.

Les muscles ont enfin été examinés après durcissement dans le liquide de Müller.

L'examen a porté sur le *deltoïde droit*, *l'orbiculaire des lèvres*, le *droit antérieur* de la cuisse gauche.

Sur les coupes transversales, colorées par le picro-carmin, on suit toutes les phases d'atrophie par lesquelles passe la fibre musculaire. Chaque coupe, d'ailleurs, ne contient qu'un très petit nombre de fibres.

Le tissu conjonctif, perimysium internum et externum, n'est pas nettement hyperplasié.

Les vaisseaux, artérioles et veinules, ne présentent pas de diminution nette de leur calibre.

Dans l'intervalle des faisceaux musculaires atrophiés, se trouvent des vésicules adipeuses abondantes surtout dans l'orbiculaire des lèvres.

Système nerveux. — Examen pratiqué par le Dr Dejerine. Nerfs périphériques, racines antérieures et moëlle épinière.

Les nerfs périphériques intra-musculaires ont été examinés, à l'état frais, par dissociation, dans les muscles suivants : *deltoïde droit*, *biceps* et *brachial antérieur* gauches, *droit antérieur* de la cuisse gauche. Ces nerfs, après action de l'acide osmique et du picro-carmin, ne présentent aucune espèce d'altération. Les racines antérieures de la moelle épinière, examinées dans la région cervicale et dans la région lombaire, par la même méthode, présentent également les caractères de l'état physiologique.

Moëlle épinière. — Coupes pratiquées après durcissement dans le liquide de Müller. Méthode au carmin et méthode de Weigert. Ces coupes examinées au microscope ne présentent aucune espèce d'altération appréciable, soit de la substance grise, soit de la substance blanche. Les cellules des cornes antérieures, en particulier, se présentent avec leurs caractères normaux et sont aussi nombreuses qu'à l'état physiologique. L'examen de ces cellules, pratiqué avec soin au niveau des renflemens

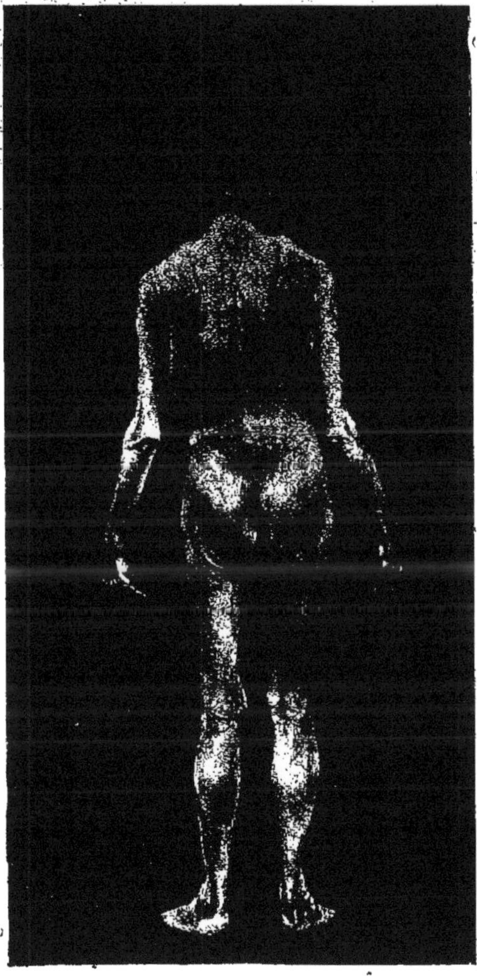

OBSERVATION IV.
L...; (Hospice de Bicêtre).

cervical et lombaire, n'a permis d'y constater l'existence d'aucune altération quelconque. En d'autres termes, les coupes de la mœlle épinière, dans ce cas, ne peuvent être distinguées, au microscope, des coupes de la mœlle provenant d'un sujet sain.

Même état d'intégrité des *racines antérieures* qu'après l'examen à l'état frais.

Racines postérieures également saines.

Cette Observation est des plus intéressantes puisque l'autopsie du sujet a pu être faite aussi complètement que possible. D'abord, comme pour M... Léon, ce malade constitue un trait de passage entre le type facio-scapulo-huméral classique, débutant dans l'enfance et l'adolescence par la face, et le type facio-scapulo-huméral avec participation tardive de la face et dans lequel la face se prend plus ou moins tard après les membres. Ici, en effet, les muscles innervés par le facial inférieur sont pris seuls. Là encore, l'examen électrique, la conservation des muscles annexés à des appareils spéciaux sont autant de symptômes en concordance avec ce que nous avons dit, après MM. Landouzy et Déjerine dans le chapitre de symptomatologie.

Enfin, l'autopsie et l'examen histologique des différents systèmes que l'on aurait pu incriminer comme cause de l'atrophie, n'ont pu que confirmer les recherches faites par MM. Landouzy et Déjerine, et publiées par eux à deux reprises différentes.

DIAGNOSTIC

Le Diagnostic de la Myopathie atrophique progressive n'est pas toujours facile, surtout lorsque le malade se présente au début de son affection, c'est-à-dire alors que la face seule est prise. En effet, ce n'est guère que lorsque le praticien est prévenu, lorsqu'il existe déjà d'autres myopathiques dans la famille, par exemple, lorsque son attention est portée sur certaines modifications du facies, qu'il pourra arriver à faire le diagnostic et affirmer que la maladie ne s'arrêtera pas là, mais prendra, dans la suite, le type facio-scapulo-huméral.

La famille, elle-même, bien souvent, n'a rien remarqué d'anormal dans la physionomie de l'enfant.

Mais, déjà au début, on peut voir, pendant le sommeil, l'inocclusion des paupières, l'aspect particulier de la bouche avec sa lèvre inférieure tombante, le front lisse et l'impassibilité de la face, tous caractères absolument pathognomoniques.

L'examen fait d'une façon plus complète révèlera des modifications profondes dans le rire, dans l'acte de faire la moue, en un mot, dans la mimique.

A ce moment, on pourrait prendre la Myopathie atrophique à type facial pour une *Paralysie faciale double*, mais le myopathique, nous le répétons à dessein, n'est pas un paralytique.

Plus tard, lorsque la Myopathie a pris le type facio-scapulo-huméral, le diagnostic ne souffre plus de difficultés. Sans doute, l'adipose sous-cutanée pourra masquer l'atrophie, mais non suffisamment pour permettre de laisser voir un contraste frappant entre les muscles de la racine du membre et les muscles des avant-bras qui ne sont, pour ainsi dire, jamais pris.

Lorsque l'affection est arrivée à un stade plus avancé, l'erreur n'est plus possible ; les omoplates ailées, l'aplatissement du thorax en avant, la conservation des sus-épineux, sous-épineux, sous-scapulaires et l'atrophie des autres muscles de l'épaule en font des éléments absolument certains. Ajoutons, en outre, que le malade n'est pas un paralytique, que c'est un atrophique et que des mouvements relativement assez étendus peuvent s'exécuter alors que les membres sont considérablement dimiuués de volume.

De plus, on ne voit jamais de contractions fibrillaires, non plus que de troubles de sensibilité et, un signe des plus importants est que l'examen électrique ne révèle que très rarement l'existence de la réaction de dégénérescence d'Erb, c'est-à-dire que la contractilité galvanique peut-être diminuée dans de très fortes proportions, sans qu'il y ait inversion de la formule normale,

Plus tard, enfin, lorsque les muscles du tronc et des membres inférieurs sont altérés, lorsque l'atrophie est généralisée, il est impossible de s'y tromper, on est bien en présence d'une myopathie atrophique progressive, car, avant d'en arriver à ce stade le malade a été un myopathique facio-scapulo-huméral.

Mais, nous le répétons, si, lorsque l'affection a une évolution normale, le diagnostic peut toujours se faire, il n'en est plus de même lorsque l'atrophie au lieu de débuter par la face, commence par les muscles de la ceinture scapulaire, c'est-à-dire prend le type scapulo-huméral. Saus doute, l'hérédité est un élément important du diagnostic qu'on ne saurait négliger, mais l'hérédité n'est pas une règle absolue et peut manquer. Mais, nous avons d'autres éléments : l'absence presque constante de la réaction de dégénérescence d'Erb, la prédominance de l'atrophie sur les muscles de la racine des membres, la symétrie même de l'atrophie, sans parler de l'évolution qui est caractéristique. Cette forme scapulo-humérale qui, nous le répétons, se confond avec la forme juvénile d'Erb, est, en réalité, d'un diagnostic plus difficile que la forme facio-scapulo-huméral.

Enfin, on a signalé, comme nous l'avons déjà vu, une forme pseudo-hypertrophique, qui, à la vérité est une exception. Or, cette forme sera facilement reconnaissable, car outre les symptômes qui lui sont communs avec les autres formes signalées plus haut, on trouve certains muscles augmentés de volume à côté d'autres très atrophiés.

Avec quelle autre affection peut-on confondre la myopathie atrophique progressive ? Peut-on la confondre avec une myélopathie, avec l'*Atrophie musculaire progressive ?* Duchenne avait rangé les deux maladies dans une même classe : pour lui, ce n'était qu'une seule et même affection ne différant que par l'évolution. Mais, aujourd'hui, on sait que la première a des signes caractéristiques qui ne permettent plus de l'assimiler aux myélopathies. De plus, dans l'Atrophie musculaire progressive, la face n'est jamais prise en entier, et quel que soit le degré d'évolution qu'elle atteint, l'atrophie diffuse, c'est-à-dire que l'on ne voit pas, comme dans myopathie, des muscles absolument sains à côté d'autres muscles frappés d'atrophie ; les contractions fibrillaires sont presque de règle et on observe assez souvent dans cette affection la réaction de dégénérescence.

On ne pourrait davantage confondre la Myopathie atrophique progressive avec la variété d'atrophie musculaire myélopathique décrite par M. Charcot sous le nom de *Sclérose latérale amyotrophique*, car dans cette dernière, on voit survenir des contractures qui n'existent pas dans l'affection qui nous occupe ; de plus, la face ne se prend que d'une façon tardive et, lorsqu'elle se prend, ce n'est que dans la sphère du facial inférieur. Plus tard se montrent des symptômes de paralysie bulbaire (paralysie de la langue, du voile du palais) qui font toujours défaut chez les myopathiques.

Dans la *Paralysie pseudo-hypertrophique* le début a lieu par les membres inférieurs, mais, la face est presque toujours indemne, et, à côté de muscles atrophiés se voient toujours des muscles ou des groupes musculaires ayant subi une hypertrophie parfois considérable. Le malade prend un aspect athlétique qui contraste singulièrement avec l'impotence dont il est atteint.

La *Paralysie infantile* peut parfois affecter le type scapulo-huméral, mais c'est assez rare. Du reste, l'évolution de l'affection est un renseignement précieux pour le diagnostic. La paralysie infantile a débuté par une période fébrile souvent très accusée, la paralysie a d'abord été généralisée et ce n'est que plus tard que cette paralysie a rétrocédé, a abandonné un certain nombre de muscles pour se localiser aux régions scapulo-humérales. C'est alors que l'atrophie se montre dans les membres paralysés, entraînant à la suite des déformations osseuses parfois considérables. Là encore, la face est rarement prise, ou, du moins, l'atrophie est unilatérale. L'examen électrique permet de reconnaître la réaction de dégénérescence.

Enfin, nous le répétons encore, le myopathique n'est pas un paralytique.

Le *Syringomyélie* pourrait en imposer dans certaines circonstances particulières, mais, outre l'atrophie qui est diffuse, on trouve l'abolition de la sensibilité thermique et douloureuse alors que la sensibilité tactile est des mieux conservée, puisque le simple attouchement avec le pinceau de blaireau est perçu par le malade. Or, nous savons que dans la Myopathie atrophique progressive, on ne voit jamais de troubles de la sensibilité.

En résumé, la Myopathie atrophique progressive se différencie d'une façon très nette d'une myélopathie et ne saurait être confondue cliniquement avec elle, du moins dans la majorité des cas.

Il en est de même des atrophies d'origine *névritiques*, car celles-ci ont des caractères tellement spéciaux qu'ils se différencient nettement des atrophies d'oriqine myopathique.

Il existe une forme d'atrophie musculaire progressive désignée en France sous le nom de *type Charcot-Marie* et en Allemagne sous celui de *atrophie musculaire progressive névritique* (1).

Celle-ci débute par les extrémités, le plus souvent inférieures, et quelle que soit la durée de l'affection, les muscles de la racine du membre sont toujours moins pris que ceux de la périphérie. C'est là un caractère diagnostique différentiel d'une grande importance. Les contractions fibrillaires sont fréquentes dans l'atrophie névritique et font défaut dans la myopathie. Enfin, si la face peut se prendre dans l'atrophie névritique, ce n'est toujours qu'à une période tardive et, jusqu'ici, on n'a jamais constaté d'atrophie de la face aussi avancée que dans la myopathie.

Dans la *Paralysie radiculaire supérieure du plexus brachial* ou *paralysie de Duchenne-Erb*, on a une étiologie bien déterminée, car cette paralysie succède à un violent traumatisme de la partie supérieure et postérieure de l'épaule, à une compression du creux sus-claviculaire, à une arthrite vertébrale cervicale. Dans ce cas, on est en présence soit d'une parésie, soit d'une paralysie plus ou

(1). Archives de psychiatrie, 1889, Hoffmann. p. 661.

moins complète avec atrophie musculaire s'accompagnant de diminution de la contractilité faradique et galvanique. Mais ici, on trouve la réaction de dégénérescence ; enfin, il s'agit d'une lésion unilatérale.

Dans la *Paralysie obstétricale,* qui n'est qu'une variété de la Paralysie radiculaire supérieure par compression, les commémoratifs peuvent, là encore, éclairer le diagnostic. D'ailleurs, les symptômes sont les mêmes que dans le cas précédent. Ajoutons cependant que le diagnostic peut offrir une certaine difficulté lorsque la paralysie est bilatérale, ainsi que nous en avons vu un exemple dans le service du Dr Déjerine, à Bicêtre.

Quant aux *Polynévrites localisées,* ce sont des névrites infectieuses, toxiques ou traumatiques. Elles sont caractérisées par l'apparition de paralysies flasques qui prédominent sur les extenseurs des mains et des pieds. De plus, on observe des troubles de la contractilité électrique avec la réaction de dégénérescence. Enfin, la paralysie s'accompagne de troubles sensitifs et de troubles trophiques.

Parmi les *Polynévrites à forme généralisée,* nous avons les *Polynévrites infectieuses aiguës fébriles* et les *Polynévrites à forme de paralysie générale spinale antérieure sub-aiguë* (1).

Dans les premières, dans les *Polynévrites infectieuses aiguës*, outre les symptômes fébriles, la paralysie prend une marche ascendante et gagne en quelques jours tous les muscles du corps. Les contractilités faradique et galvanique des nerfs et des muscles sont abolies et on trouve la réaction de dégénérescence. Le malade peut succomber à l'asphyxie par suite de la paralysie du diaphragme. Il

(1). Voir pour les détails, la thèse de Madame Déjerine-Klumpke. — Des polynérites en général et des paralysies et atrophies saturnines en particulier.

est vrai que la paralysie peut s'arrêter dans son évolution et même rétrocéder. La guérison est fréquente sinon la règle.

Nous avons donc ici des symptômes assez spéciaux pour ne pas confondre une polynévrite aiguë avec la Myopathie atrophique progressive.

Il en est de même de la *Polynévrite à forme de paralysie générale spinale antérieure sub-aiguë*. L'évolution est plus lente que dans la forme précédente, les phénomènes fébriles font défaut, mais la marche de la paralysie est la même. Là encore, la guérison est la règle.

Dans certains cas, cependant, le diagnostic pourrait être d'une certaine difficulté en présence d'une *Polynévrite à marche lente* mais ici on a faire à des paralysies périphériques, avec douleurs souvent très intenses ; il y a de plus des troubles de sensibilité et on trouve, à l'examen, la réaction de dégénérescence, tous symptômes qui, recherchés avec soin, feront éviter l'erreur.

PRONOSTIC

Comme nous l'avons vu, lorsque nous avons fait la symptomatologie, les muscles des organes liés à la vie végétative ne sont jamais atteints, aussi les malades affectés de myopathie atrophique progressive peuvent-ils vivre un très grand nombre d'années tout en étant de véritables impotents.

Cependant, s'ils ne meurent pas de leur atrophie, il n'en est pas moins vrai de dire que celle-ci les met dans un état d'infériorité notable pour résister aux agents extérieurs. Il est facile de comprendre qu'ils sont en état de véritable misère physiologique et que, par suite, la tuberculose doit les frapper avec la plus grande facilité : c'est en effet ce qui arrive dans le plus grand nombre des cas.

TRAITEMENT

Dans une affection telle que celle que nous étudions, où la marche est envahissante, où certains muscles sont fatalement voués à l'atrophie, il est de toute évidence que le traitement ne doit avoir qu'une influence bien légère. Sans doute, l'électrisation systématique des muscles malades pourra peut-être rendre quelques services, c'est ce qui semble résulter de quelques communications de Duchenne, mais, en tous cas, la guérison ne peut en être le résultat. Si, dans quelques cas, l'atrophie a paru se ralentir, elle n'a pu cependant être enrayée d'une façon définitive. Néanmoins, c'est une thérapeutique que l'on ne doit pas rejeter en y ajoutant les douches et le massage.

Si ces différents traitements sont insuffisants, il ne faut pas abandonner le malade. Il faut, au contraire, s'inquiéter de son état général, lui prescrire un traitement reconstituant, puisque nous savons que si le malade ne succombe pas par le fait de son atrophie, il est fréquemment sous le coup des atteintes de la tuberculose, étant en état de misère physiologique.

Paris. — Imp. PARROT & Cie, 12, rue du Delta

www.ingramcontent.com/pod-product-compliance
Ingram Content Group UK Ltd.
Pitfield, Milton Keynes, MK11 3LW, UK
UKHW031931260826
14628UKWH00004B/1542

9 782014 021035